SILENZIAMENTO IL TOSSE

**Sintomi della tosse secca
E Casa Naturale
Rimedi**

Dottor Harry Rusden

Copyright © 2024 Dottor Harry Rusden
Va bene riservato

Sommario

I. **Introduzione alla tosse secca**
   A. Definizione e caratteristiche
   B. Cause della tosse secca
   C. Sintomi comuni associati alla tosse secca

II. **Comprendere l'importanza del trattamento della tosse secca**
   A. Impatto sulla qualità della vita
   B. Potenziali complicanze della tosse secca non trattata

III. **Rimedi casalinghi contro la tosse secca**
   A. Idratazione e umidità
   B. Tisane e Infusi
   C. Miele e Limone
   D. Inalazione di vapore
   E. Gargarismi con acqua salata
   F. Pastiglie e pastiglie per la gola
   G. Utilizzo di umidificatori
   H. Esercizi di respirazione

IV. **Farmaci da banco**
   A. Antitosse
   B. Espettoranti
   C. Decongestionanti
   D. Analgesici e FANS

V. **Integratori naturali ed erbe**
   A. Echinacea
   B. Zenzero
   C. Radice di marshmallow
   D. Olmo sdrucciolevole
   E. Radice di liquirizia

VI. **Considerazioni sullo stile di vita e sulla dieta**
   A. Evitare gli irritanti
   B. Modifiche dietetiche
   C. Corretta igiene del sonno

VII. **Opzioni di trattamento medico professionale**
   A. Farmaci da prescrizione
   B. Immunoterapia
   C. Invio a uno specialista

VIII. **Strategie di prevenzione**
   A. Igiene delle mani
   B. Vaccinazioni
   C. Evitare l'esposizione ad allergeni e sostanze irritanti

IX. **Quando rivolgersi al medico**
   A. Sintomi persistenti o gravi
   B. Complicazioni associate alla tosse secca

C. Condizioni di salute sottostanti

X. **Conclusione**
A. Riepilogo dei punti chiave
B. Incoraggiamento a cercare un trattamento adeguato

Capitolo 1

I. Introduzione alla tosse secca

Una tosse secca è un tipo di tosse che non produce muco o catarro. È spesso caratterizzato da una sensazione di solletico o irritazione alla gola, che porta a tosse ripetitiva senza far emergere alcuna secrezione. Anche se potrebbe non essere grave come una tosse produttiva, una tosse secca può comunque essere fastidiosa e può interferire con le attività quotidiane e il sonno.

A. Definizione e caratteristiche
1. Definizione di tosse secca
2. Differenziare la tosse secca dalla tosse produttiva

B. Cause della tosse secca
1. Cause comuni:
 UN. Infezioni virali (ad esempio, raffreddore comune, influenza)
 B. Allergie (ad esempio, febbre da fieno, acari della polvere, peli di animali domestici)
 C. Irritanti ambientali (ad esempio fumo, inquinamento)
 D. Asma
 e. Gocciolamento nasale

2. Cause meno comuni:
   UN. Malattia da reflusso gastroesofageo (GERD)
   B. Farmaci (ad esempio, ACE inibitori)
   C. Condizioni respiratorie croniche (ad es. BPCO)
   D. Infezioni polmonari (ad esempio polmonite)
   e. Pertosse (tosse convulsa)

C. **Sintomi comuni associati alla tosse secca**
   1. Sensazione di solletico alla gola
   2. Tosse persistente o intermittente
   3. Mal di gola
   4. Raucedine
   5. Difficoltà di respirazione (nei casi più gravi)

Comprendere questi aspetti introduttivi della tosse secca pone le basi per esplorarne le strategie di trattamento e gestione.

A. **Definizione e caratteristiche**

1. **Definizione di tosse secca** :
   - La tosse secca, detta anche tosse non produttiva, è una tosse che non produce catarro o muco.

- È caratterizzata dall'assenza di secrezioni nelle vie aeree, che porta ad un riflesso della tosse persistente e spesso irritante.

2. **Differenziare la tosse secca dalla tosse produttiva** :

- Tosse secca: non produce muco né catarro, spesso accompagnata da una sensazione di solletico alla gola.

- Tosse produttiva: produce muco o catarro, che può variare nel colore e nella consistenza, aiutando a liberare le vie respiratorie.

Comprendere la distinzione tra tosse secca e tosse produttiva aiuta a identificare il trattamento appropriato e le strategie di gestione su misura per la causa sottostante.

B. **Cause della tosse secca**

1. **Cause comuni** :
   UN. **Infezioni virali** :
   - Raffreddore
   - Influenza (influenza)
   - Infezione da virus respiratorio sinciziale (RSV).
   B. **Allergie** :
   - Febbre da fieno (rinite allergica)

- Reazioni allergiche agli acari della polvere, pollini, muffe o peli di animali domestici
   C. **Irritanti ambientali** :
      - Fumo di tabacco
      - Inquinamento dell'aria
      - Fumi chimici o sostanze irritanti
   D. **Asma** :
      - Asma allergica
      - Asma indotta dall'esercizio fisico
      - Asma professionale
   e. **Gocciolamento postnasale** :
      - Infezioni del seno (sinusite)
      - Rinite (infiammazione delle vie nasali)
      - Polipi nasali

2. **Cause meno comuni** :
   UN. **Malattia da reflusso gastroesofageo (GERD)** :
      - Il reflusso acido irrita la gola, provocando una tosse secca.
   B. **Farmaci** :
      - Gli inibitori dell'enzima di conversione dell'angiotensina (ACE) possono causare una tosse secca persistente in alcuni individui.
   C. **Condizioni respiratorie croniche** :
      - Malattia polmonare cronica ostruttiva (BPCO)
      - Bronchiectasie

- Malattie polmonari interstiziali
D. **Infezioni polmonari** :
- Polmonite
- Tubercolosi (TBC)
- Infezioni fungine
e. **Pertosse (pertosse)** :
- Un'infezione batterica che provoca gravi attacchi di tosse, spesso con il caratteristico suono "convulso".

Identificare la causa alla base della tosse secca è fondamentale per un trattamento e una gestione efficaci. In alcuni casi, può essere necessaria una valutazione medica per determinare la causa specifica.

C. **Sintomi comuni associati alla tosse secca**

1. **Sensazione di solletico in gola** :
- Gli individui con tosse secca spesso avvertono una sensazione persistente di solletico o irritazione alla gola, che innesca il riflesso della tosse.

2. **Tosse persistente o intermittente** :
- La tosse secca può essere caratterizzata da attacchi di tosse ripetitivi e non produttivi che si verificano durante il giorno o la notte.

3. **Mal di gola** :
   - La tosse continua associata a tosse secca può causare fastidio e dolore alla gola.

4. **Raucedine** :
   - Episodi di tosse prolungati possono provocare raucedine o alterazioni della qualità della voce a causa dello sforzo sulle corde vocali.

5. **Difficoltà di respirazione (nei casi più gravi)** :
   - In alcuni casi, soprattutto se la causa sottostante è l'asma o un'altra condizione respiratoria, gli individui possono avvertire difficoltà di respirazione o mancanza di respiro durante o dopo attacchi di tosse.

6. **Disturbi del sonno** :
   - La tosse secca può disturbare il sonno, portando a insonnia o scarsa qualità del sonno a causa di frequenti episodi di tosse notturna.

7. **Affaticamento e irritabilità** :
   - La tosse secca cronica può contribuire all'affaticamento e all'irritabilità dovuti allo sforzo fisico e alla mancanza di sonno ristoratore.

8. **Attività fisica limitata** :

- La tosse secca grave o persistente può limitare la capacità degli individui di impegnarsi in attività fisiche o di svolgere comodamente le attività quotidiane.

Riconoscere questi sintomi comuni associati alla tosse secca può aiutare le persone a cercare strategie di trattamento e gestione adeguate per alleviare il disagio e migliorare la qualità della vita.

capitolo 2

Comprendere l'importanza del trattamento della tosse secca

Una tosse secca, sebbene spesso considerata meno grave di una tosse produttiva, può avere implicazioni significative per la salute e il benessere di un individuo. Affrontare e trattare tempestivamente la tosse secca è essenziale per prevenire potenziali complicazioni e migliorare la qualità generale della vita.

A. **Impatto sulla qualità della vita**
1. **Interruzione delle attività quotidiane** : attacchi di tosse persistenti possono interferire con il lavoro, la scuola e altre responsabilità quotidiane, portando a una diminuzione della produttività e delle prestazioni.
2. **Disturbi del sonno** : la tosse notturna può disturbare il sonno, causando insonnia, affaticamento e sonnolenza diurna.
3. **Disagio fisico** : La costante irritazione e tensione sulla gola causata dalla tosse secca può provocare dolore, raucedine e disagio fisico generale.
4. **Effetti psicologici** : la tosse cronica può portare a frustrazione, ansia e diminuzione

dell'autostima, con un impatto sul benessere mentale e sulla qualità generale della vita.

B. **Potenziali complicanze della tosse secca non trattata**

1. **Infezioni respiratorie** : la tosse prolungata indebolisce il sistema immunitario e aumenta la suscettibilità alle infezioni respiratorie come bronchite e polmonite.

2. **Stiramento muscoloscheletrico** : la tosse persistente può sforzare i muscoli del torace, dell'addome e della schiena, provocando dolore e disagio.

3. **Peggioramento delle condizioni di base** : ignorare una tosse secca può consentire a condizioni di base come l'asma o la GERD di peggiorare nel tempo, portando potenzialmente a sintomi e complicazioni più gravi.

4. **Disturbi del sonno** : la tosse cronica può contribuire allo sviluppo di disturbi del sonno come l'insonnia e l'apnea notturna, esacerbando ulteriormente l'affaticamento e la sonnolenza diurna.

5. **Isolamento sociale** : l'imbarazzo o il disagio associati alla tosse frequente possono portare al ritiro sociale e all'isolamento, influenzando le relazioni e il benessere mentale.

Comprendere l'importanza del trattamento della tosse secca va oltre la gestione dei sintomi; implica affrontare le cause sottostanti, prevenire le complicanze e migliorare la qualità generale della vita. Un intervento tempestivo e strategie di gestione adeguate sono fondamentali per mitigare l'impatto della tosse secca sulla salute fisica ed emotiva.

A. Impatto sulla qualità della vita

1. **Interruzione delle attività quotidiane** :
   - Gli attacchi di tosse persistenti possono interrompere la routine quotidiana, rendendo difficile concentrarsi sul lavoro, sulla scuola o sulle faccende domestiche.
   - Gli individui possono sentirsi obbligati a limitare le interazioni sociali o evitare gli spazi pubblici a causa dell'imbarazzo o del disagio associato alla tosse frequente.

2. **Disturbi del sonno** :
   - Gli episodi di tosse notturna possono compromettere significativamente la qualità del sonno, causando insonnia, risvegli frequenti e stanchezza diurna.

- I disturbi cronici del sonno possono contribuire a disturbi dell'umore, irritabilità e diminuzione delle funzioni cognitive durante le ore di veglia.

3. **Disagio fisico** :
   - La costante irritazione e tensione sui muscoli della gola e del torace può causare dolore, raucedine e disagio.
   - La tosse prolungata può causare mal di testa, dolore toracico e affaticamento dei muscoli addominali, compromettendo ulteriormente il comfort e il benessere.

4. **Effetti psicologici** :
   - Convivere con una tosse secca cronica può mettere a dura prova la salute mentale, portando ad un aumento di stress, ansia e frustrazione.
   - Gli individui possono provare sentimenti di imbarazzo, autocoscienza o isolamento sociale, influenzando l'autostima e il benessere emotivo generale.

5. **Diminuzione della produttività e del coinvolgimento** :
   - Il peso fisico ed emotivo derivante dalla gestione di una tosse persistente può ridurre la produttività e l'impegno nelle attività.

- Gli individui possono avere difficoltà a concentrarsi, a completare i compiti in modo efficiente o a partecipare ad attività ricreative di cui godono.

6. **Limitazioni nell'attività fisica** :
   - Forti attacchi di tosse possono limitare la capacità degli individui di impegnarsi in attività o esercizi fisici, portando a una diminuzione dei livelli di forma fisica e a un potenziale aumento di peso.
   - Evitare lo sforzo fisico per paura di scatenare attacchi di tosse può ulteriormente contribuire allo stile di vita sedentario e ai rischi per la salute ad esso associati.

7. **Impatto sulle relazioni** :
   - La tosse cronica può mettere a dura prova i rapporti con la famiglia, gli amici e i colleghi, soprattutto se gli altri la percepiscono come disturbante o fastidiosa.
   - Gli individui possono sentirsi isolati o incompresi, il che porta a barriere comunicative e sfide interpersonali.

Affrontare l'impatto della tosse secca sulla qualità della vita implica non solo gestire i sintomi fisici, ma anche fornire supporto per gli aspetti emotivi e sociali della convivenza con una condizione cronica.

Un trattamento efficace e strategie di coping possono aiutare a ridurre al minimo i disturbi e a migliorare il benessere generale delle persone affette da tosse secca.

B. **Potenziali complicanze della tosse secca non trattata**

1. **Infezioni respiratorie** :
   - La tosse persistente indebolisce le difese respiratorie, aumentando il rischio di sviluppare infezioni batteriche o virali secondarie come bronchite o polmonite.
   - Queste infezioni possono essere più gravi e richiedere un intervento medico aggiuntivo, inclusi antibiotici o farmaci antivirali.

2. **Stiramento muscoloscheletrico** :
   - La tosse cronica può affaticare i muscoli del torace, dell'addome e della schiena, causando disagio, dolore e persino lesioni muscoloscheletriche.
   - Nel corso del tempo, questo ceppo può contribuire a dolore persistente, mobilità ridotta e peggioramento della qualità della vita.

3. **Peggioramento delle condizioni sottostanti** :
   - Ignorare una tosse secca può consentire il peggioramento di condizioni mediche di base come l'asma, la broncopneumopatia cronica ostruttiva (BPCO) o la malattia da reflusso gastroesofageo (GERD).
   - Le condizioni di base non trattate possono portare a progressiva compromissione respiratoria, esacerbazione dei sintomi e complicazioni che richiedono un trattamento più aggressivo.

4. **Disturbi del sonno** :
   - La tosse cronica può interrompere i normali ritmi del sonno, portando a disturbi del sonno come insonnia, sonno frammentato e stanchezza diurna.
   - L'interruzione prolungata del sonno può compromettere la funzione cognitiva, la regolazione dell'umore e la qualità generale della vita, aumentando il rischio di sviluppare disturbi del sonno come l'apnea notturna.

5. **Isolamento sociale** :
   - Imbarazzo, disagio o disagio associati alla tosse frequente possono portare al ritiro sociale, all'evitamento di incontri sociali o alla riluttanza a impegnarsi in attività pubbliche.

- L'isolamento sociale può avere un impatto negativo sulla salute mentale, portando a sentimenti di solitudine, depressione e ansia, esacerbando ulteriormente gli effetti della tosse non trattata.

6. **Funzione immunitaria compromessa** :
   - La tosse cronica può sottoporre il sistema immunitario a un ulteriore stress, compromettendone potenzialmente la capacità di difendersi da infezioni e altre malattie.
   - Una ridotta funzione immunitaria può portare a malattie più frequenti, tempi di recupero più lunghi e una maggiore suscettibilità alle complicanze.

7. **Diminuzione della qualità della vita** :
   - Se non trattata, la tosse secca cronica può compromettere significativamente la qualità della vita, influenzando la salute fisica, il benessere emotivo e il funzionamento sociale.
   - Gli effetti cumulativi della tosse non trattata possono portare a limitazioni funzionali, ridotta indipendenza e diminuzione della soddisfazione generale per la vita.

Affrontare e trattare tempestivamente la tosse secca è essenziale per ridurre al minimo il rischio di complicanze, migliorare i sintomi e migliorare il benessere generale. Richiedere una valutazione medica e adottare strategie di gestione adeguate può aiutare a prevenire le conseguenze a lungo termine associate alla tosse non trattata.

capitolo 3

Rimedi casalinghi per la tosse secca

I rimedi casalinghi possono spesso fornire sollievo dai sintomi della tosse secca e aiutare a lenire la gola. Questi rimedi naturali sono generalmente sicuri e possono essere facilmente incorporati nella routine quotidiana per la gestione dei sintomi.

A. **Idratazione e umidità**
  1. Bere molti liquidi, come acqua, tisane o brodo caldo, aiuta a mantenere la gola idratata e lenisce le irritazioni.
  2. L'uso di un umidificatore o l'inalazione di vapore può aggiungere umidità all'aria, riducendo la secchezza della gola e alleviando la tosse.

B. **Tisane e Infusi**
  1. Le tisane contenenti ingredienti come zenzero, camomilla, menta piperita o radice di liquirizia possono fornire sollievo calmante per la tosse secca.
  2. Aggiungere miele o limone alle tisane può potenziarne le proprietà lenitive e aiutare ad alleviare l'irritazione della gola.

C. **Miele e Limone**

1. Consumare un cucchiaino di miele o limone mescolato con acqua tiepida può aiutare a rivestire la gola e ridurre la tosse.

2. Il miele ha proprietà antimicrobiche naturali, mentre il limone fornisce vitamina C e antiossidanti per sostenere la salute del sistema immunitario.

D. **Inalazione di vapore**

1. L'inalazione di vapore da una ciotola di acqua calda o da una doccia calda può aiutare a inumidire le vie respiratorie, sciogliere il muco e alleviare i sintomi della tosse secca.

2. L'aggiunta di oli essenziali come eucalipto o menta piperita al vapore può fornire ulteriore sollievo respiratorio.

E. **Gargarismi con acqua salata**

1. Fare gargarismi con acqua tiepida salata aiuta a ridurre l'infiammazione della gola, lenire l'irritazione e alleviare i sintomi della tosse secca.

2. Mescola da metà a un cucchiaino di sale in un bicchiere di acqua tiepida e fai dei gargarismi per 30 secondi prima di sputarlo.

F. **Pastiglie e pastiglie per la gola**

1. Succhiare pastiglie per la gola o pastiglie contenenti mentolo, eucalipto o miele può aiutare a

lenire l'irritazione della gola e sopprimere i riflessi della tosse.

2. Scegli le losanghe senza zucchero o additivi artificiali per un comfort ottimale per la gola.

G. **Uso degli umidificatori**

1. L'uso di un umidificatore in camera da letto o in altre aree di uso comune aiuta a mantenere livelli di umidità ottimali, prevenendo la secchezza della gola e riducendo la tosse.

2. Pulire regolarmente gli umidificatori per prevenire la crescita batterica e mantenere la qualità dell'aria.

H. **Esercizi di respirazione**

1. Praticare esercizi di respirazione profonda, come la respirazione diaframmatica o la respirazione a labbra increspate, può aiutare a rilassare i muscoli respiratori e ridurre la tosse.

2. Gli esercizi di respirazione promuovono anche una migliore funzionalità polmonare e un'ossigenazione, supportando la salute respiratoria generale.

Questi rimedi casalinghi offrono modi naturali e accessibili per alleviare i sintomi della tosse secca e promuovere il comfort della gola. Tuttavia, le persone con sintomi di tosse persistenti o gravi dovrebbero consultare un operatore sanitario per una diagnosi e un trattamento adeguati.

A. **Idratazione e umidità**

1. **Bere molti liquidi** :
   - Un'adeguata idratazione è essenziale per mantenere l'umidità nella gola e nel tratto respiratorio, ridurre l'irritazione della gola e lenire la tosse secca.
   - I liquidi consigliati sono acqua, tisane, brodo caldo e minestre chiare.
   - Evitare bevande contenenti caffeina e alcoliche, poiché possono contribuire alla disidratazione.

2. **Utilizzo di un umidificatore** :
   - Aggiungere umidità all'aria con un umidificatore può aiutare ad alleviare la tosse secca prevenendo la secchezza della gola e delle vie respiratorie.
   - Posizionare un umidificatore nella camera da letto o nelle aree comunemente utilizzate, soprattutto durante i periodi secchi o i mesi invernali quando l'aria interna tende ad essere più secca.
   - Pulisci regolarmente l'umidificatore per prevenire la crescita di muffe e batteri, che possono peggiorare i sintomi respiratori.

3. **Inalazione di vapore** :
   - L'inalazione del vapore da una ciotola di acqua calda o da una doccia calda può fornire un sollievo immediato alla tosse secca.
   - Il vapore aiuta a idratare la gola, sciogliere il muco e alleviare la tosse lenendo le vie aeree irritate.
   - L'aggiunta di oli essenziali come eucalipto o menta piperita al vapore può fornire ulteriori benefici respiratori.

4. **Evitare sostanze disidratanti** :
   - Limitare il consumo di sostanze disidratanti come caffeina e alcol può aiutare a mantenere livelli di idratazione ottimali e prevenire l'esacerbazione dei sintomi della tosse secca.
   - Queste sostanze possono contribuire alla secchezza della gola e ad esacerbare la tosse, quindi è meglio ridurne al minimo l'assunzione, soprattutto durante i periodi di tosse.

Garantire un'adeguata idratazione e umidità nella gola e nelle vie respiratorie è un aspetto fondamentale nella gestione dei sintomi della tosse secca. Incorporare queste semplici strategie nella routine quotidiana può aiutare ad alleviare il disagio e promuovere la salute respiratoria.

B. Tisane e Infusi

1. Tè allo zenzero :
- Lo zenzero ha proprietà antinfiammatorie e antimicrobiche che possono aiutare a lenire l'irritazione della gola e ridurre la tosse.
- Metti in infusione le fette di zenzero fresco o la radice di zenzero grattugiata in acqua calda per 5-10 minuti, quindi filtra e bevi.
- Aggiungere miele e limone al tè allo zenzero può migliorarne il sapore e i benefici terapeutici.

2. Tè alla camomilla :
- La camomilla ha proprietà calmanti e antinfiammatorie, che la rendono efficace per calmare i disturbi alla gola e ridurre la tosse.
- Immergere le bustine di tè alla camomilla o i fiori di camomilla essiccati in acqua calda per 5-10 minuti, quindi filtrare e gustare.
- La tisana alla camomilla è particolarmente benefica per favorire il rilassamento e migliorare la qualità del sonno.

3. Tè alla menta piperita :
- La menta piperita contiene mentolo, che agisce come decongestionante naturale e rilassante della gola, aiutando ad alleviare la tosse e facilitare la respirazione.

- Immergere le bustine di tè alla menta piperita o le foglie di menta fresca in acqua calda per 5-10 minuti, quindi filtrare e bere.

- Il tè alla menta piperita ha un sapore rinfrescante e può aiutare a pulire i passaggi nasali e a lenire l'irritazione della gola.

4. **Tè alla radice di liquirizia** :

- La radice di liquirizia ha proprietà emollienti, ovvero forma una pellicola lenitiva sulla mucosa della gola, riducendo l'irritazione e la tosse.

- Immergere le bustine di tè alla radice di liquirizia o le fette di radice di liquirizia essiccata in acqua calda per 5-10 minuti, quindi filtrare e gustare.

- Il tè alla radice di liquirizia ha un sapore dolce e leggermente terroso, che lo rende una scelta popolare per lenire i sintomi della tosse secca.

5. **Tè al timo** :

- Il timo contiene composti con proprietà espettoranti e antimicrobiche che possono aiutare a sciogliere il muco e alleviare la tosse.

- Lasciare in infusione le foglie di timo fresche o secche in acqua calda per 5-10 minuti, quindi filtrare e bere.

- Il tè al timo ha un gradevole sapore di erbe e può essere arricchito con miele o limone per aggiungere dolcezza e benefici calmanti per la gola.

Incorporare tisane e infusi nella routine quotidiana può fornire un sollievo naturale ai sintomi della tosse secca offrendo allo stesso tempo ulteriori benefici per la salute. Sperimenta diverse miscele e aromi di erbe per trovare quelli che funzionano meglio per te.

C. **Miele e Limone**

1. **Miele** :
   - Il miele ha proprietà antimicrobiche e antinfiammatorie naturali che possono aiutare a lenire il mal di gola e a sopprimere la tosse.
   - Forma un rivestimento protettivo sulla gola, riducendo l'irritazione e fornendo sollievo dai sintomi della tosse secca.
   - Consumare un cucchiaino di miele grezzo da solo o mescolato con acqua tiepida può fornire un sollievo immediato alla tosse secca.

2. **Limone** :
   - Il limone è ricco di vitamina C e antiossidanti, che supportano la salute immunitaria e aiutano a combattere le infezioni.

- Contiene anche acido citrico, che può aiutare a disgregare il muco e ad alleviare l'irritazione della gola.
- Spremere il succo di limone fresco in acqua tiepida o tisana e aggiungere miele a piacere crea una bevanda lenitiva e rinfrescante per alleviare la tosse secca.

3. **Bevanda al miele e limone** :
- La combinazione di miele e limone crea un potente rimedio naturale contro la tosse secca.
- Mescolare parti uguali di miele e succo di limone appena spremuto in acqua tiepida, mescolando fino a ottenere un composto ben amalgamato.
- Sorseggia questa bevanda lenitiva durante il giorno per idratare la gola, sopprimere la tosse e rafforzare la funzione immunitaria.

4. **Sciroppo per la tosse al miele e limone** :
- Per preparare uno sciroppo per la tosse fatto in casa, mescola parti uguali di miele e succo di limone in un piccolo contenitore.
- Prendi uno o due cucchiaini di sciroppo secondo necessità per alleviare i sintomi della tosse secca.

- Conservare lo sciroppo in frigorifero per un massimo di una settimana e agitare bene prima di ogni utilizzo.

5. **Precauzioni** :
   - Tieni presente che il miele non deve essere somministrato ai bambini di età inferiore a un anno a causa del rischio di botulismo infantile.
   - Prestare attenzione quando si consuma succo di limone se si hanno denti sensibili o reflusso acido, poiché potrebbe esacerbare queste condizioni in alcuni individui.

Incorporare miele e limone nella tua routine quotidiana può fornire un sollievo naturale ai sintomi della tosse secca, favorendo allo stesso tempo la salute e il benessere generale. Regola il rapporto tra miele e limone in base alle tue preferenze di gusto e alla gravità dei sintomi.

D. **Inalazione di vapore**

1. **Metodo** :
   - Far bollire l'acqua in una pentola o in un bollitore finché non produce vapore.
   - Versare con attenzione l'acqua calda in una grande ciotola o bacinella.

- Opzionale: aggiungere all'acqua alcune gocce di oli essenziali come eucalipto o menta piperita per ulteriori benefici respiratori.
- Posiziona il viso sopra la ciotola e metti un asciugamano sopra la testa per creare una tenda, intrappolando il vapore.
- Inspira profondamente attraverso il naso per diversi minuti, consentendo al vapore di penetrare nelle vie respiratorie e lenire l'irritazione della gola.

2. **Vantaggi** :
- L'inalazione di vapore aiuta a idratare le vie respiratorie, sciogliendo muco e catarro e alleviando la congestione.
- Può anche alleviare la secchezza e l'irritazione della gola, riducendo la tosse e favorendo il comfort respiratorio.
- L'aggiunta di oli essenziali al vapore può fornire ulteriori benefici terapeutici, come decongestionamento e rilassamento.

3. **Precauzioni** :
- Prestare attenzione quando si maneggia l'acqua calda per evitare ustioni o scottature.
- Mantenere una distanza di sicurezza dal vapore per evitare lesioni accidentali.

- Sorvegliare attentamente i bambini durante l'inalazione di vapore per garantire la loro sicurezza.

- Gli individui con determinate condizioni respiratorie come l'asma dovrebbero consultare un operatore sanitario prima di utilizzare l'inalazione di vapore, poiché in alcuni casi potrebbe esacerbare i sintomi.

4. **Frequenza** :

- L'inalazione di vapore può essere eseguita più volte al giorno o secondo necessità per alleviare i sintomi della tosse secca.

- È particolarmente utile prima di coricarsi per favorire il rilassamento e migliorare la qualità del sonno.

5. **Metodo alternativo** :

- Per un'opzione più conveniente, prendi in considerazione l'utilizzo di un inalatore di vapore o di un vaporizzatore facciale, che fornisce un'erogazione controllata di vapore e può includere funzionalità aggiuntive come la diffusione dell'aromaterapia.

L'inalazione di vapore è un rimedio casalingo semplice ma efficace contro la tosse secca, poiché fornisce un sollievo immediato idratando le vie respiratorie e calmando l'irritazione della gola. Incorpora questo rimedio naturale nella tua routine quotidiana per alleviare la tosse e favorire il comfort respiratorio.

E. Gargarismi con acqua salata

1. **Preparazione** :
   - Mescolare circa la metà o un cucchiaino di sale in un bicchiere di acqua tiepida.
   - Mescolare la soluzione fino a completo scioglimento del sale.

2. **Tecnica dei gargarismi** :
   - Bevi un sorso della soluzione di acqua salata e inclina leggermente la testa all'indietro.
   - Fai dei gargarismi con la soluzione in gola per un periodo compreso tra 30 secondi e un minuto, in modo che raggiunga la parte posteriore della gola e le tonsille.
   - Evitare di ingerire l'acqua salata durante i gargarismi.
   - Sputare la soluzione di acqua salata dopo aver fatto i gargarismi.

3. **Vantaggi** :

- Fare gargarismi con acqua salata aiuta a lenire l'irritazione della gola e ridurre l'infiammazione, fornendo sollievo dalla tosse secca.

- La soluzione di acqua salata aiuta a rimuovere muco e batteri in eccesso dalla gola, favorendo un ambiente più pulito e sano.

- Il sale ha proprietà antisettiche che possono aiutare a uccidere batteri e virus nella gola, riducendo potenzialmente il rischio di infezione.

4. **Frequenza** :

- Fare gargarismi con acqua salata più volte al giorno o secondo necessità per alleviare i sintomi della tosse secca.

- È particolarmente utile fare dei gargarismi con acqua salata dopo i pasti o prima di coricarsi per purificare la gola e favorire il comfort.

5. **Precauzioni** :

- Evitare l'uso eccessivo di sale nella soluzione dei gargarismi, poiché potrebbe causare irritazione o disagio.

- Non ingoiare la soluzione di acqua salata, poiché può portare a disidratazione o squilibrio elettrolitico.

- Le persone con pressione alta o altre condizioni mediche dovrebbero consultare un operatore sanitario prima di usare regolarmente gargarismi con acqua salata.

Fare i gargarismi con acqua salata è un rimedio casalingo semplice ed efficace per alleviare i sintomi della tosse secca e favorire il comfort della gola. Incorpora questo rimedio naturale nella tua routine quotidiana per lenire l'irritazione della gola e sostenere la salute respiratoria.

F. Pastiglie e pastiglie per la gola

1. **Selezione** :
   - Scegli pastiglie per la gola o pastiglie che contengano ingredienti lenitivi come mentolo, eucalipto, miele o estratti di erbe.
   - Cerca prodotti etichettati come senza zucchero o con dolcificanti naturali per evitare un'assunzione eccessiva di zucchero.

2. **Utilizzo** :
   - Metti in bocca una pastiglia per la gola o una pastiglia e lasciala sciogliere lentamente.
   - Succhiare la losanga o la pastiglia periodicamente durante il giorno o secondo necessità per alleviare l'irritazione della gola e sopprimere la tosse secca.

- Evitare di masticare o ingoiare la losanga intera, poiché potrebbe diminuirne l'efficacia.

3. **Vantaggi** :
   - Le pastiglie e le pastiglie per la gola forniscono un rivestimento lenitivo sulla gola, riducendo l'irritazione e la secchezza.
   - Ingredienti come il mentolo o l'eucalipto hanno un effetto rinfrescante che può aiutare a intorpidire la gola e alleviare il disagio.
   - Alcune pastiglie per la gola contengono ingredienti con leggere proprietà anestetiche, che forniscono un sollievo temporaneo dal mal di gola e dalla tosse.

4. **Varietà** :
   - Le pastiglie e le pastiglie per la gola sono disponibili in vari gusti e formulazioni per soddisfare le preferenze individuali.
   - Le opzioni includono varietà senza zucchero, formulazioni a base di erbe o naturali e prodotti con vitamine o minerali aggiunti per il supporto immunitario.

5. **Precauzioni** :
   - Evitare di dare pastiglie per la gola o pastiglie ai bambini piccoli, poiché potrebbero rappresentare un rischio di soffocamento.

- Utilizzare pastiglie e pastiglie per la gola come indicato e non superare la dose raccomandata.
- Alcuni individui potrebbero essere allergici a determinati ingredienti nelle pastiglie per la gola, quindi è importante controllare l'etichetta del prodotto per potenziali allergeni.

Le pastiglie e le pastiglie per la gola sono rimedi convenienti e portatili per i sintomi della tosse secca, fornendo un sollievo immediato e calmando l'irritazione della gola. Tieni a portata di mano una scorta di questi prodotti lenitivi per la gola per un sollievo rapido ed efficace durante il giorno.

G. **Uso degli umidificatori**

1. **Selezione** :
   - Scegli un umidificatore adatto alle tue esigenze e preferenze, come un umidificatore a nebbia fredda o a nebbia calda.
   - Considerare le dimensioni della stanza in cui verrà utilizzato l'umidificatore per garantire una copertura adeguata.
   - Cerca funzionalità come impostazioni di umidità regolabili, timer e spegnimento automatico per comodità e facilità d'uso.

2. **Posizionamento** :
   - Posiziona l'umidificatore in camera da letto o in altre aree di uso comune dove trascorri la maggior parte del tempo.
   - Posizionare l'umidificatore su una superficie piana e stabile, lontano dalla luce solare diretta e da fonti di calore.
   - Tenere l'umidificatore ad almeno qualche metro di distanza da pareti e mobili per consentire un corretto flusso d'aria e una corretta distribuzione dell'umidità.

3. **Funzionamento** :
   - Riempire il serbatoio dell'acqua dell'umidificatore con acqua pulita e filtrata secondo le istruzioni del produttore.
   - Regolare le impostazioni di umidità per ottenere il livello desiderato di umidità nell'aria.
   - Far funzionare l'umidificatore continuamente o secondo necessità, soprattutto durante i periodi secchi o i mesi invernali quando l'aria interna tende ad essere più secca.
   - Pulire regolarmente l'umidificatore per prevenire l'accumulo di muffe, batteri e depositi minerali, seguendo le istruzioni di manutenzione del produttore.

4. **Vantaggi** :
 - Gli umidificatori aggiungono umidità all'aria, contribuendo ad alleviare la secchezza della gola e delle vie respiratorie.
 - L'aumento dell'umidità può lenire l'irritazione della gola, ridurre la tosse e favorire il comfort respiratorio, soprattutto per gli individui con sintomi di tosse secca.
 - Gli umidificatori possono anche migliorare la qualità dell'aria interna riducendo la polvere, gli allergeni e gli inquinanti atmosferici, creando un ambiente più sano per la respirazione.

5. **Precauzioni** :
 - Monitorare regolarmente i livelli di umidità per prevenire un eccessivo accumulo di umidità, che può favorire la crescita di muffe e altri problemi respiratori.
 - Utilizzare acqua distillata o demineralizzata nell'umidificatore per ridurre al minimo il rischio di depositi minerali e contaminazione microbica.
 - Pulire e sottoporre a manutenzione l'umidificatore secondo le istruzioni del produttore per garantire prestazioni e sicurezza ottimali.

Incorporare un umidificatore nel tuo ambiente domestico può offrire numerosi benefici per la salute respiratoria e alleviare i sintomi della tosse secca. Utilizzare regolarmente un umidificatore per mantenere livelli di umidità ottimali e favorire comfort e benessere.

H. **Esercizi di respirazione**

1. **Respirazione diaframmatica (respirazione profonda)** :
    - Sedersi o sdraiarsi in una posizione comoda con la schiena dritta.
    - Metti una mano sul petto e l'altra sull'addome.
    - Inspira profondamente attraverso il naso, permettendo all'addome di sollevarsi mentre riempi i polmoni d'aria.
    - Espira lentamente e completamente attraverso la bocca, sentendo l'addome cadere mentre rilasci l'aria.
    - Ripeti questo schema di respirazione profonda per diversi minuti, concentrandoti sul rilassamento del corpo e sulla calma della mente.

2. **Respirazione con le labbra increspate** :
    - Sedersi o stare in piedi in una posizione rilassata con la schiena dritta.
    - Inspira lentamente e profondamente attraverso il naso contando fino a due.
    - Stringi le labbra come se stessi per fischiare o spegnere una candela.

- Espira lentamente e delicatamente attraverso le labbra increspate contando fino a quattro, consentendo all'espirazione di essere due volte più lunga dell'inspirazione.

- Ripeti questo schema di respirazione con le labbra increspate per diversi respiri, concentrandoti sul mantenimento di un flusso respiratorio costante e controllato.

3. **Respirazione dalle narici alternate (Nadi Shodhana)** :

- Sedersi comodamente con la colonna vertebrale dritta e le spalle rilassate.

- Metti la mano sinistra sul ginocchio sinistro con il palmo rivolto verso l'alto.

- Usa la mano destra per chiudere la narice destra con il pollice e inspira profondamente attraverso la narice sinistra.

- Rilascia la narice destra e chiudi la narice sinistra con l'anulare, espirando lentamente attraverso la narice destra.

- Inspira attraverso la narice destra, poi chiudila con il pollice ed espira attraverso la narice sinistra.

- Continua ad alternare l'inspirazione e l'espirazione attraverso ciascuna narice, concentrandoti su una respirazione fluida e controllata.

4. **Respirazione a scatola (respirazione quadrata)** :

- Sedersi o stare in piedi in una posizione comoda con la schiena dritta.
- Inspira profondamente attraverso il naso contando fino a quattro, immaginando di tracciare il primo lato di un quadrato.
- Trattenete il respiro contando fino a quattro, visualizzando il secondo lato del quadrato.
- Espira lentamente e completamente attraverso la bocca contando fino a quattro, tracciando il terzo lato del quadrato.
- Trattenete nuovamente il respiro contando fino a quattro, completando il quadrato.
- Ripeti questo schema di respirazione a scatola per diversi cicli, concentrandoti sul rilassamento e sulla riduzione dello stress.

Gli esercizi di respirazione possono aiutare a migliorare la funzione polmonare, ridurre lo stress e favorire il rilassamento, rendendoli strumenti preziosi per la gestione dei sintomi della tosse secca. Incorpora questi semplici esercizi nella tua routine quotidiana per migliorare la salute respiratoria e il benessere generale.

capitolo 4

Farmaci da banco

Mentre i rimedi casalinghi e le modifiche dello stile di vita possono spesso fornire sollievo alla tosse secca, i farmaci da banco (OTC) possono essere utili per gestire i sintomi persistenti o affrontare le cause sottostanti. È importante scegliere attentamente i farmaci da banco e utilizzarli secondo le istruzioni del produttore o le raccomandazioni di un operatore sanitario.

A. **Sedativi della tosse** :
   1. **Destrometorfano (DM)** :
      - Sopprime il riflesso della tosse agendo sul centro della tosse nel cervello.
      - Disponibile in varie forme, inclusi sciroppi, pastiglie e compresse.
      - Prestare attenzione quando si associa con altri farmaci, poiché potrebbe interagire con alcuni farmaci o causare sonnolenza.
   2. **Codeina (disponibile in alcune formulazioni)** :
      - Sopprime il riflesso della tosse agendo sul sistema nervoso centrale.

- Tipicamente disponibile in combinazione con altri farmaci, come paracetamolo o guaifenesina.
- Richiede una prescrizione in alcuni paesi a causa del suo potenziale di abuso e dipendenza.

B. **Espettoranti** :
   - **Guaifenesina** :
- Aiuta a sciogliere e fluidificare il muco nelle vie aeree, facilitandone l'espulsione attraverso la tosse.
- Disponibile in varie formulazioni, inclusi sciroppi, compresse e compresse a rilascio prolungato.
- Bere molti liquidi durante l'assunzione di guaifenesina per migliorare la sua efficacia nel fluidificare il muco.

C. **Decongestionanti** :
   - **Pseudoefedrina** :
- Allevia la congestione nasale restringendo i vasi sanguigni nei passaggi nasali.
- Disponibile in compresse o in forma liquida, spesso combinato con altri farmaci per il raffreddore o l'influenza.
- Prestare attenzione nei soggetti con determinate condizioni mediche, come ipertensione o malattie cardiache.

- **Fenilefrina** :
    - Agisce in modo simile alla pseudoefedrina ma è meno efficace e può avere meno effetti collaterali.
    - Disponibile sotto forma di spray nasale o compressa orale.

D. **Antistaminici** :
- **Difenidramina (Benadryl)** :
    - Aiuta ad alleviare i sintomi allergici come starnuti, naso che cola e prurito alla gola, che possono contribuire alla tosse.
    - Può causare sonnolenza, quindi viene spesso assunto prima di coricarsi.
- **Loratadina (Claritin) o cetirizina (Zyrtec)** :
    - Antistaminici non sonnolenti che forniscono sollievo dai sintomi allergici senza causare sedazione significativa.

E. **Spray nasali** :
- **Spray nasale salino** :
    - Aiuta a idratare i passaggi nasali e ad alleviare la congestione nasale.
    - Sicuro per l'uso negli adulti e nei bambini e può essere utilizzato tutte le volte che è necessario.

Prima di utilizzare qualsiasi farmaco da banco, è importante leggere attentamente l'etichetta e seguire le istruzioni di dosaggio raccomandate. In caso di domande o dubbi sui farmaci da banco, consultare un farmacista o un operatore sanitario per una guida personalizzata in base alle proprie esigenze specifiche e alla propria storia medica.

A. **Antitosse**

Gli antitosse sono farmaci specificatamente studiati per sopprimere la tosse agendo sul riflesso della tosse. Possono essere utili per fornire sollievo dalla tosse secca e non produttiva associata a condizioni come raffreddore, influenza o sostanze irritanti. Ecco alcuni farmaci antitosse comuni:

1. **Destrometorfano (DM)** :
    - Il destrometorfano è uno dei farmaci antitosse più comunemente usati disponibili al banco.
    - Funziona sopprimendo il riflesso della tosse nel cervello, fornendo sollievo dalla tosse.
    - Disponibile in varie forme tra cui sciroppi, pastiglie e capsule.
    - È importante utilizzare il destrometorfano come indicato ed evitare di superare il dosaggio raccomandato, poiché l'uso improprio può portare a effetti avversi come vertigini, sonnolenza o addirittura sovradosaggio.

2. **Codeina** :
- La codeina è un farmaco antitosse più potente che a volte viene usato per trattare la tosse grave o persistente.
- Agisce sopprimendo la tosse attraverso i suoi effetti sul sistema nervoso centrale.
- In alcuni paesi sono disponibili farmaci contenenti codeina, spesso combinati con altri ingredienti come paracetamolo o guaifenesina.
- A causa del suo potenziale abuso e dipendenza, la codeina è generalmente disponibile solo su prescrizione in molte regioni.

3. **Benzonatato** :
- Il benzonatato è un farmaco antitosse non narcotico che agisce intorpidendo la gola e i polmoni, riducendo la voglia di tossire.
- È disponibile sotto forma di capsule e deve essere ingerito intero, poiché masticare o sciogliere le capsule può causare effetti avversi come intorpidimento della bocca e della gola.
- Il benzonatato è disponibile come prodotto da banco in alcuni paesi, ma in altri potrebbe richiedere una prescrizione.

4. **Folcodina** :

- La folcodina è un altro farmaco antitosse che agisce sopprimendo il riflesso della tosse nel cervello.

- È disponibile in alcuni paesi e può essere trovato negli sciroppi o nelle pastiglie per la tosse.

- Come altri antitosse, la folcodina deve essere utilizzata secondo il dosaggio raccomandato e con le precauzioni per evitare effetti avversi.

È importante notare che, sebbene i farmaci antitosse possano fornire sollievo dalla tosse, non trattano la causa alla base della tosse. Se i sintomi della tosse persistono o peggiorano nonostante il trattamento con antitosse, è consigliabile consultare un operatore sanitario per un'ulteriore valutazione e gestione. Inoltre, alcune popolazioni come i bambini, le persone incinte o che allattano e quelle con determinate condizioni mediche potrebbero dover prestare cautela o consultare un medico prima di utilizzare farmaci antitosse.

B. Espettoranti

Gli espettoranti sono farmaci che aiutano a sciogliere e fluidificare il muco nel tratto respiratorio, facilitandone l'espulsione e l'espulsione. Sono comunemente usati per alleviare i sintomi della congestione toracica e della tosse produttiva associati a infezioni respiratorie o condizioni come bronchite o polmonite. Ecco alcuni farmaci espettoranti comuni:

1. **Guaifenesina** :
   - La guaifenesina è uno dei farmaci espettoranti più utilizzati disponibili al banco.
   - Agisce aumentando il volume e riducendo la viscosità delle secrezioni delle vie respiratorie, facilitandone l'eliminazione.
   - La guaifenesina è disponibile in varie formulazioni tra cui sciroppi, compresse e compresse a rilascio prolungato.
   - È generalmente ben tollerato, ma gli effetti collaterali possono includere disturbi gastrointestinali, vertigini o sonnolenza in alcuni individui.

2. **Bromexina** :
   - La bromexina è un altro farmaco espettorante che agisce aumentando la produzione delle secrezioni delle vie respiratorie e riducendone la viscosità.
   - È disponibile in alcuni paesi e può essere trovato negli sciroppi o nelle compresse per la tosse.
   - La bromexina viene spesso utilizzata per alleviare i sintomi di condizioni respiratorie acute come bronchite o polmonite.

3. **Ipecacuanha** :
   - Ipecacuanha è un espettorante naturale derivato dalla radice della pianta ipecac.
   - Agisce stimolando le ghiandole bronchiali per aumentare la produzione di muco e favorire la tosse.
   - L'ipecacuanha è disponibile in alcuni rimedi erboristici contro la tosse e può essere utilizzato per alleviare la congestione toracica e la tosse produttiva.

4. **Cloruro di ammonio** :
   - Il cloruro di ammonio è un farmaco espettorante che agisce irritando il rivestimento del tratto respiratorio, portando ad un aumento della produzione di muco e alla tosse.
   - È disponibile in alcuni sciroppi o pastiglie per la tosse e può essere utilizzato per alleviare i sintomi della congestione toracica e della tosse produttiva.

I farmaci espettoranti possono essere utili per le persone che soffrono di congestione toracica e tosse produttiva associata a malattie respiratorie. Tuttavia, è importante utilizzare gli espettoranti come indicato e consultare un operatore sanitario se i sintomi persistono o peggiorano. Inoltre, alcune popolazioni come i bambini, le persone incinte o che allattano e quelle con determinate condizioni mediche potrebbero dover prestare cautela o consultare un medico prima di utilizzare farmaci espettoranti.

C. Decongestionanti

I decongestionanti sono farmaci comunemente usati per alleviare la congestione nasale e la pressione dei seni associati a infezioni delle vie respiratorie superiori, allergie o sinusite. Funzionano restringendo i vasi sanguigni nei passaggi nasali, riducendo il gonfiore e la congestione. Ecco alcuni farmaci decongestionanti comuni:

1. **Pseudoefedrina** :
    - La pseudoefedrina è un decongestionante ampiamente utilizzato disponibile in compresse orali o in forma liquida.
    - Agisce stimolando i recettori alfa-adrenergici della mucosa nasale, provocando vasocostrizione e riducendo la congestione nasale.
    - La pseudoefedrina si trova spesso in combinazione con altri farmaci per il raffreddore o le allergie e può essere disponibile come prodotto

da banco o dietro il bancone della farmacia, a seconda delle normative locali.

- È importante utilizzare la pseudoefedrina come indicato ed evitare di superare il dosaggio raccomandato, poiché l'uso improprio può portare a effetti avversi come aumento della frequenza cardiaca, aumento della pressione sanguigna o insonnia.

2. **Fenilefrina** :

- La fenilefrina è un farmaco decongestionante simile alla pseudoefedrina, ma è meno efficace e ha una durata d'azione più breve.
- Si trova spesso sotto forma di spray nasale o compresse orali e può essere utilizzato per alleviare la congestione nasale associata a raffreddore, allergie o sinusite.
- La fenilefrina è generalmente ben tollerata, ma in alcuni individui può causare effetti collaterali come nervosismo, vertigini o aumento della pressione sanguigna.

3. **Ossimetazolina** :

- L'ossimetazolina è un decongestionante topico disponibile sotto forma di spray nasale.

- Agisce restringendo i vasi sanguigni nei passaggi nasali, fornendo un rapido sollievo dalla congestione nasale.

- Lo spray nasale all'ossimetazolina è comunemente usato per il sollievo a breve termine della congestione nasale dovuta a raffreddore, allergie o sinusite.

- È importante utilizzare lo spray nasale ossimetazolina come indicato ed evitare un uso prolungato o eccessivo, poiché potrebbe causare congestione da rimbalzo o irritazione nasale.

4. **Xilometazolina** :

- La xilometazolina è un altro decongestionante topico disponibile sotto forma di spray nasale.

- Agisce restringendo i vasi sanguigni nella mucosa nasale, riducendo la congestione nasale e la pressione dei seni.

- Lo spray nasale alla xilometazolina è comunemente usato per il sollievo a breve termine della congestione nasale associata a raffreddore, allergie o sinusite.

- Come l'ossimetazolina, è importante utilizzare la xilometazolina spray nasale come indicato ed evitare un uso prolungato o eccessivo per prevenire congestione da rimbalzo o irritazione nasale.

I farmaci decongestionanti possono fornire un sollievo efficace dalla congestione nasale e dalla pressione dei seni, ma devono essere usati con giudizio e secondo le istruzioni del produttore per ridurre al minimo il rischio di effetti avversi. Gli individui con determinate condizioni mediche come ipertensione, malattie cardiache o disturbi della tiroide dovrebbero consultare un operatore sanitario prima di utilizzare farmaci decongestionanti. Inoltre, i decongestionanti possono interagire con altri farmaci, quindi è importante verificare potenziali interazioni farmacologiche prima dell'uso.

D. Analgesici e FANS (Farmaci Antinfiammatori Non Steroidei)

Analgesici e FANS sono comunemente usati per alleviare il dolore e ridurre l'infiammazione associata a varie condizioni, tra cui infezioni respiratorie, mal di testa e dolori muscolari. Sebbene non trattino direttamente la causa alla base della tosse, possono aiutare ad alleviare il disagio e migliorare il benessere generale. Ecco alcuni analgesici e FANS comuni:

1. **Paracetamolo (Tylenol)** :

    - Il paracetamolo è un farmaco analgesico e antipiretico ampiamente utilizzato ed efficace per alleviare il dolore e ridurre la febbre.

    - Agisce inibendo la produzione di prostaglandine nel cervello, coinvolte nella percezione del dolore e nella regolazione della febbre.

    - Il paracetamolo è disponibile in varie formulazioni tra cui compresse, capsule e sospensioni liquide ed è generalmente ben tollerato se usato come indicato.

    - È importante evitare di superare la dose raccomandata di paracetamolo, poiché il sovradosaggio può causare danni al fegato.

2. **Ibuprofene (Advil, Motrin) e naprossene (Aleve)** :

    - L'ibuprofene e il naprossene sono FANS che agiscono inibendo la produzione di prostaglandine, coinvolte nell'infiammazione, nel dolore e nella febbre.

    - Sono comunemente usati per alleviare il dolore da lieve a moderato associato a condizioni come mal di testa, dolori muscolari e crampi mestruali.

    - L'ibuprofene e il naprossene sono disponibili in compresse, capsule e forma liquida e sono generalmente ben tollerati se usati come indicato.

- Gli effetti collaterali dei FANS possono includere disturbi gastrointestinali, ulcere allo stomaco e un aumento del rischio di eventi cardiovascolari, soprattutto con l'uso a lungo termine o ad alte dosi.

3. **Aspirina (Bayer, Bufferin)** :
    - L'aspirina è un FANS comunemente usato per alleviare il dolore, ridurre l'infiammazione e prevenire la coagulazione del sangue.
    - Agisce inibendo la produzione di prostaglandine e trombossani, che sono coinvolti nel dolore, nell'infiammazione e nella coagulazione del sangue.
    - L'aspirina è disponibile in varie formulazioni tra cui compresse, compresse masticabili e compresse con rivestimento enterico.
    - Sebbene l'aspirina sia generalmente ben tollerata se usata secondo le istruzioni, può causare disturbi gastrointestinali, ulcere allo stomaco e un aumento del rischio di sanguinamento, soprattutto a dosi elevate.

4. **Prodotti combinati** :
    - Alcuni farmaci da banco per la tosse e il raffreddore possono contenere una combinazione di analgesici, FANS, decongestionanti, antistaminici e/o sedativi della tosse.

- Questi prodotti combinati sono progettati per fornire sollievo da molteplici sintomi associati a infezioni respiratorie o allergie.
- È importante leggere attentamente l'etichetta dei prodotti combinati ed evitare di assumere più farmaci che contengono gli stessi principi attivi per prevenire un sovradosaggio accidentale.

Prima di utilizzare analgesici o FANS, è importante leggere attentamente l'etichetta e utilizzarli come indicato. Gli individui con determinate condizioni mediche come malattie del fegato, malattie renali o ulcere gastrointestinali dovrebbero consultare un operatore sanitario prima di utilizzare questi farmaci. Inoltre, i FANS possono interagire con altri farmaci, quindi è importante verificare potenziali interazioni farmacologiche prima dell'uso. Se il dolore o il disagio persistono nonostante il trattamento con analgesici o FANS, è consigliabile consultare un operatore sanitario per un'ulteriore valutazione e gestione.

Capitolo 5

Integratori naturali ed erbe

Gli integratori naturali e le erbe possono essere utilizzati come approcci complementari per aiutare ad alleviare i sintomi della tosse secca e sostenere la salute respiratoria generale. Anche se potrebbero non trattare direttamente la causa della tosse, possono fornire sollievo dall'irritazione e dall'infiammazione delle vie respiratorie. Ecco alcuni integratori naturali ed erbe comuni utilizzati per gestire la tosse secca:

1. **Miele** :
    - Il miele è stato utilizzato per secoli come rimedio naturale contro la tosse e l'irritazione della gola.
    - Ha proprietà antimicrobiche e lenitive che possono aiutare ad alleviare la tosse secca e il mal di gola.
    - Il miele può essere assunto da solo o mescolato con acqua tiepida, limone o tisane per ulteriori benefici.

2. **Zenzero** :
- Lo zenzero ha proprietà antinfiammatorie e antimicrobiche che possono aiutare a lenire l'irritazione della gola e ridurre la tosse.
- Può essere consumato fresco, come tisana o sotto forma di capsule per dare sollievo ai sintomi della tosse secca.

3. **Eucalipto** :
- L'olio di eucalipto è comunemente usato come decongestionante ed espettorante naturale.
- L'inalazione di vapore di eucalipto o l'uso di olio di eucalipto in un diffusore può aiutare ad alleviare la congestione nasale e favorire una respirazione più facile.

4. **Menta piperita** :
- La menta piperita contiene mentolo, che agisce come decongestionante naturale e rilassante della gola, aiutando ad alleviare la tosse e facilitare la respirazione.
- Il tè alla menta piperita o l'inalazione di vapore di menta piperita possono fornire sollievo dai sintomi della tosse secca.

5. **Radice di liquirizia** :
- La radice di liquirizia ha proprietà emollienti, ovvero forma una pellicola lenitiva sulla mucosa della gola, riducendo l'irritazione e la tosse.

- Il tè o le pastiglie alla radice di liquirizia possono essere utilizzati per lenire la tosse secca e il mal di gola.

6. **Radice di altea** :
   - La radice di altea contiene mucillagini che formano uno strato protettivo sulla gola e leniscono le irritazioni.
   - Il tè o le capsule di radice di altea possono aiutare ad alleviare la tosse secca e favorire il comfort della gola.

7. **Timo** :
   - Il timo contiene composti con proprietà espettoranti e antimicrobiche che possono aiutare a sciogliere il muco e alleviare la tosse.
   - Il tè al timo o l'inalazione di vapore di timo possono fornire sollievo dai sintomi della tosse secca.

8. **Olmo Scivoloso** :
   - L'olmo scivoloso contiene mucillagini, che formano un rivestimento lenitivo sulla gola e riducono l'irritazione.
   - Le losanghe o le capsule di olmo possono aiutare ad alleviare la tosse secca e favorire il comfort della gola.

Prima di utilizzare integratori ed erbe naturali, è importante consultare un operatore sanitario, soprattutto se si hanno problemi di salute di base o si stanno assumendo farmaci. Alcuni rimedi naturali possono interagire con alcuni farmaci o potrebbero non essere adatti a tutti. Inoltre, è importante utilizzare prodotti affidabili e di alta qualità e seguire attentamente le istruzioni di dosaggio.

Echinacea

L'echinacea è un popolare rimedio erboristico comunemente utilizzato per supportare la funzione immunitaria e alleviare i sintomi delle infezioni respiratorie, tra cui tosse, raffreddore e influenza. Deriva dalla pianta Echinacea, originaria del Nord America e utilizzata da secoli dalle tribù dei nativi americani per le sue proprietà medicinali. Ecco alcuni punti chiave sull'Echinacea:

1. **Supporto immunitario** :
   - Si ritiene che l'echinacea stimoli il sistema immunitario aumentando la produzione di globuli bianchi, che svolgono un ruolo chiave nella lotta contro le infezioni.

- Contiene composti attivi come alcamidi, polisaccaridi e flavonoidi, che hanno dimostrato di avere effetti immunomodulatori.

2. **Proprietà antivirali e antibatteriche** :
   - È stato scoperto che l'echinacea possiede proprietà antivirali e antibatteriche, che possono aiutare a prevenire e curare le infezioni respiratorie causate da virus e batteri.
   - Può aiutare a ridurre la gravità e la durata dei sintomi associati alle infezioni respiratorie, tra cui tosse, mal di gola e congestione.

3. **Effetti antinfiammatori** :
   - L'echinacea presenta effetti antinfiammatori, che possono aiutare a ridurre l'infiammazione delle vie respiratorie e ad alleviare i sintomi di tosse e congestione.
   - Può aiutare a lenire i tessuti irritati della gola e favorire il comfort respiratorio.

4. **Forme e dosaggio** :
   - Gli integratori di echinacea sono disponibili in varie forme, tra cui capsule, compresse, estratti liquidi e tè.
   - Le raccomandazioni sul dosaggio possono variare a seconda del prodotto e della formulazione specifici.

- È importante seguire le istruzioni di dosaggio fornite sull'etichetta del prodotto o consultare un operatore sanitario per consigli personalizzati.

5. **Sicurezza ed effetti collaterali** :
   - L'echinacea è generalmente considerata sicura per la maggior parte delle persone se utilizzata come indicato.
   - Gli effetti collaterali sono rari ma possono includere disturbi gastrointestinali, reazioni allergiche o eruzioni cutanee in alcuni individui.
   - Le persone con disturbi autoimmuni, allergie alle piante della famiglia delle Asteraceae (come l'ambrosia, le calendule o le margherite) o determinate condizioni mediche dovrebbero consultare un operatore sanitario prima di utilizzare l'echinacea.

6. **Utilizzo come rimedio contro la tosse** :
   - L'echinacea può essere utilizzata come parte di un approccio olistico alla gestione dei sintomi della tosse associati alle infezioni respiratorie.
   - Può essere assunto per via orale come integratore o consumato come tè per supportare la funzione immunitaria e alleviare i sintomi di tosse e raffreddore.

Nel complesso, l'echinacea è un rimedio erboristico popolare con potenziali benefici per sostenere la funzione immunitaria e alleviare i sintomi delle infezioni respiratorie, compresa la tosse. Tuttavia, sono necessarie ulteriori ricerche per comprenderne appieno l'efficacia e la sicurezza per alleviare la tosse. È sempre consigliabile consultare un operatore sanitario prima di utilizzare l'echinacea o qualsiasi altro integratore a base di erbe, soprattutto se si hanno problemi di salute di base o si stanno assumendo farmaci.

Zenzero

Lo zenzero, conosciuto scientificamente come Zingiber officinale, è un'erba versatile utilizzata da secoli nella medicina tradizionale per i suoi vari benefici per la salute. È comunemente usato come spezia culinaria e come rimedio naturale per una vasta gamma di disturbi, tra cui tosse e problemi respiratori. Ecco alcuni punti chiave sullo zenzero e sui suoi potenziali benefici per la gestione della tosse:

1. **Proprietà antinfiammatorie** :
   - Lo zenzero contiene composti bioattivi come il gingerolo, che hanno potenti effetti antinfiammatori.
   - Queste proprietà antinfiammatorie possono aiutare a ridurre l'infiammazione delle vie respiratorie, fornendo sollievo dalla tosse e da altri sintomi respiratori.

2. **Effetti antiossidanti** :
   - Lo zenzero è ricco di antiossidanti, che aiutano a neutralizzare i radicali liberi dannosi nel corpo.
   - Riducendo lo stress ossidativo e l'infiammazione, lo zenzero può aiutare ad alleviare i sintomi delle infezioni respiratorie e sostenere la salute respiratoria generale.

3. **Azione mucolitica** :
   - Lo zenzero ha proprietà mucolitiche, il che significa che aiuta a sciogliere ed espellere il muco dalle vie respiratorie.
   - Questo può essere particolarmente utile per le persone che soffrono di congestione toracica e tosse produttiva, poiché lo zenzero può aiutare a eliminare il muco in eccesso e migliorare la respirazione.

4. **Effetti antitosse** :

- Alcuni studi suggeriscono che lo zenzero potrebbe avere effetti antitosse, il che significa che potrebbe aiutare a sopprimere la tosse.
- Lenendo l'irritazione della gola e riducendo la voglia di tossire, lo zenzero può fornire sollievo dai sintomi della tosse secca.

5. **Supporto immunitario** :
   - È noto che lo zenzero ha proprietà immunostimolanti, che possono aiutare a rafforzare le difese naturali del corpo contro le infezioni respiratorie.
   - Il consumo regolare di zenzero può aiutare a sostenere la funzione immunitaria e ridurre il rischio di sviluppare tosse e raffreddore.

6. **Facilità d'uso** :
   - Lo zenzero può essere consumato in varie forme, tra cui radice di zenzero fresca, tè allo zenzero, capsule di zenzero o integratori di zenzero.
   - Il tè allo zenzero, in particolare, è un rimedio popolare e lenitivo per tosse e problemi respiratori. Metti semplicemente in infusione le fette di zenzero fresco o le bustine di tè allo zenzero in acqua calda e bevilo durante il giorno.

7. **Sicurezza e precauzioni** :
- Lo zenzero è generalmente considerato sicuro per la maggior parte delle persone se consumato in quantità moderate.
- Tuttavia, alcuni individui potrebbero manifestare effetti collaterali lievi come bruciore di stomaco, disturbi di stomaco o reazioni allergiche.
- Si consiglia di consultare un operatore sanitario prima di utilizzare integratori di zenzero, soprattutto se si hanno problemi di salute di base o si stanno assumendo farmaci.

In sintesi, lo zenzero è un rimedio naturale con potenziali benefici per gestire i sintomi della tosse e promuovere la salute respiratoria. Incorporare lo zenzero nella dieta o consumare rimedi a base di zenzero può aiutare ad alleviare la tosse e sostenere il benessere generale. Tuttavia, è essenziale utilizzare lo zenzero in modo sicuro e consultare un operatore sanitario in caso di dubbi o domande sul suo utilizzo per alleviare la tosse.

Radice di altea

La radice di altea, conosciuta anche come Althaea officinalis, è un'erba con una lunga storia di utilizzo nella medicina tradizionale per le sue proprietà lenitive e curative. È comunemente usato per alleviare vari problemi respiratori, tra cui tosse e mal di gola. Ecco alcuni punti chiave sulla radice di altea e i suoi potenziali benefici per la gestione della tosse:

1. **Proprietà emollienti** :
    - La radice di altea contiene alti livelli di mucillagine, una sostanza gelatinosa che forma un rivestimento protettivo sulle mucose della gola e delle vie respiratorie.
    - Questa qualità mucillaginosa conferisce alla radice di altea le sue proprietà emollienti, permettendole di lenire e lubrificare i tessuti irritati, rendendola efficace per alleviare tosse secca e mal di gola.

2. **Azione espettorante** :
    - Sebbene la radice di altea sia nota principalmente per le sue proprietà emollienti, possiede anche lievi effetti espettoranti.
    - Aiutando a sciogliere ed espellere il muco dalle vie respiratorie, la radice di altea può aiutare ad alleviare la congestione toracica e la tosse produttiva.

3. **Effetti antinfiammatori** :
- La radice di altea contiene composti con proprietà antinfiammatorie, che possono aiutare a ridurre l'infiammazione della gola e delle vie respiratorie.
- Questa azione antinfiammatoria può aiutare ad alleviare i sintomi della tosse calmando l'irritazione e favorendo la guarigione.

4. **Supporto immunitario** :
- La radice di altea contiene antiossidanti, che possono aiutare a sostenere la funzione immunitaria e proteggere dallo stress ossidativo.
- Rafforzando le difese naturali dell'organismo, la radice di altea può aiutare a ridurre il rischio di sviluppare tosse e infezioni respiratorie.

5. **Facilità d'uso** :
- La radice di altea può essere consumata in varie forme, inclusi tè, tinture, capsule e losanghe.
- Il tè alla radice di altea, in particolare, è un rimedio popolare contro tosse e mal di gola. Metti semplicemente in infusione la radice di marshmallow essiccata in acqua calda per diversi minuti, quindi filtrala e bevi il tè secondo necessità.

6. **Sicurezza e precauzioni** :
   - La radice di altea è generalmente considerata sicura per la maggior parte delle persone se utilizzata in dosi appropriate.
   - Tuttavia, le persone con determinate condizioni mediche, come il diabete o bassi livelli di zucchero nel sangue, dovrebbero prestare attenzione quando consumano la radice di altea, poiché potrebbe influenzare i livelli di zucchero nel sangue.
   - Le persone incinte o che allattano dovrebbero consultare un operatore sanitario prima di utilizzare la radice di altea.

In sintesi, la radice di altea è un rimedio naturale dalle proprietà mucillaginose e lenitive che possono aiutare ad alleviare tosse e mal di gola. Incorporare la radice di altea nella dieta o utilizzare rimedi a base di radici di altea può fornire sollievo dai sintomi della tosse e sostenere la salute respiratoria. Tuttavia, è essenziale utilizzare la radice di altea in modo sicuro e consultare un operatore sanitario in caso di dubbi o domande sul suo utilizzo per alleviare la tosse.

Olmo scivoloso

L'olmo sdrucciolevole, scientificamente conosciuto come Ulmus rubra, è un albero originario del Nord America utilizzato da secoli nella medicina tradizionale per le sue proprietà lenitive e curative. La corteccia dell'olmo scivoloso è la parte dell'albero più comunemente utilizzata per scopi medicinali. Contiene mucillagini, una sostanza gelatinosa che diventa scivolosa se mescolata con acqua, da cui il nome. Ecco alcuni punti chiave sull'olmo sdrucciolevole e i suoi potenziali benefici per la gestione della tosse:

1. **Proprietà emollienti** :
   - La corteccia dell'olmo scivoloso è ricca di mucillagini, che gli conferiscono proprietà emollienti.
   - Quando consumato, l'olmo scivoloso forma un rivestimento lenitivo e protettivo sulle mucose della gola e delle vie respiratorie, aiutando ad alleviare le irritazioni e le infiammazioni associate alla tosse.

2. **Lenisce il mal di gola** :
   - L'olmo scivoloso può aiutare ad alleviare il mal di gola riducendo l'infiammazione e fornendo uno strato protettivo lenitivo.
   - Può anche aiutare a ridurre la voglia di tossire calmando i tessuti irritati della gola.

3. **Azione mucolitica** :
   - Oltre alle sue proprietà emollienti, l'olmo viscido ha lievi effetti mucolitici.
   - Può aiutare a sciogliere e fluidificare il muco nel tratto respiratorio, facilitandone l'espulsione attraverso la tosse e riducendo la congestione del torace.

4. **Effetti antinfiammatori** :
   - L'olmo scivoloso contiene composti con proprietà antinfiammatorie, che possono aiutare a ridurre l'infiammazione della gola e delle vie respiratorie.
   - Questa azione antinfiammatoria può ulteriormente contribuire alla sua efficacia nell'alleviare i sintomi della tosse.

5. **Facilità d'uso** :
   - L'olmo scivoloso è comunemente disponibile in varie forme, inclusi tè, capsule, pastiglie e spray per la gola.
   - Il tè all'olmo, preparato immergendo la corteccia di olmo in polvere in acqua calda, è un rimedio popolare contro tosse e mal di gola. Può essere consumato più volte al giorno secondo necessità per ottenere sollievo.

6. **Sicurezza e precauzioni** :
- L'olmo sdrucciolevole è generalmente considerato sicuro per la maggior parte delle persone se usato in dosi appropriate.
- Tuttavia, le persone con determinate condizioni mediche, come il diabete o bassi livelli di zucchero nel sangue, dovrebbero prestare attenzione quando consumano l'olmo sdrucciolevole, poiché potrebbe influenzare i livelli di zucchero nel sangue.
- Le persone incinte o che allattano dovrebbero consultare un operatore sanitario prima di utilizzare l'olmo sdrucciolevole.

In sintesi, l'olmo viscido è un rimedio naturale con proprietà emollienti, mucolitiche e antinfiammatorie che possono aiutare ad alleviare tosse e mal di gola. Incorporare l'olmo sdrucciolevole nella vostra dieta o utilizzare rimedi a base di olmo sdrucciolevole può fornire sollievo dai sintomi della tosse e sostenere la salute respiratoria. Tuttavia, è essenziale utilizzare l'olmo sdrucciolevole in modo sicuro e consultare un operatore sanitario in caso di dubbi o domande sul suo utilizzo per alleviare la tosse.

Radice di liquirizia

La radice di liquirizia, derivata dalla pianta Glycyrrhiza glabra, è stata utilizzata per secoli nella medicina tradizionale per i suoi vari benefici per la salute. È comunemente usato come rimedio naturale per tosse, mal di gola e problemi respiratori grazie alle sue proprietà lenitive e antinfiammatorie. Ecco alcuni punti chiave sulla radice di liquirizia e i suoi potenziali benefici per la gestione della tosse:

1. **Proprietà emollienti** :
    - La radice di liquirizia contiene composti che le conferiscono proprietà emollienti, permettendole di formare un rivestimento lenitivo e protettivo sulle mucose della gola e delle vie respiratorie.
    - Questa qualità mucillaginosa aiuta ad alleviare irritazioni e infiammazioni, rendendolo efficace per lenire tosse secca e mal di gola.

2. **Azione espettorante** :
    - La radice di liquirizia ha effetti espettoranti, il che significa che aiuta a sciogliere ed espellere il muco dalle vie respiratorie.
    - Promuovendo l'eliminazione del muco, la radice di liquirizia può aiutare ad alleviare la congestione del torace e la tosse produttiva.

3. **Effetti antinfiammatori** :
   - La radice di liquirizia contiene glicirrizina, un composto con potenti proprietà antinfiammatorie.
   - Questi effetti antinfiammatori aiutano a ridurre l'infiammazione della gola e del tratto respiratorio, fornendo sollievo dai sintomi della tosse.

4. **Proprietà antivirali e antimicrobiche** :
   - È stato dimostrato che la radice di liquirizia possiede proprietà antivirali e antimicrobiche, che possono aiutare a combattere le infezioni respiratorie.
   - Inibendo la crescita di virus e batteri, la radice di liquirizia può aiutare a prevenire e curare tosse e raffreddore.

5. **Supporto immunitario** :
   - La radice di liquirizia contiene antiossidanti, che aiutano a sostenere la funzione immunitaria e a proteggere dallo stress ossidativo.
   - Rafforzando le difese naturali dell'organismo, la radice di liquirizia può aiutare a ridurre la gravità e la durata della tosse e delle infezioni respiratorie.

6. **Facilità d'uso** :
   - La radice di liquirizia può essere consumata in varie forme, inclusi tè, capsule, estratti e pastiglie.

- Il tè alla radice di liquirizia, preparato immergendo la radice di liquirizia essiccata in acqua calda, è un rimedio popolare contro tosse e mal di gola. Può essere consumato più volte al giorno secondo necessità per ottenere sollievo.

7. **Sicurezza e precauzioni** :
   - Sebbene la radice di liquirizia sia generalmente considerata sicura per la maggior parte delle persone se consumata in quantità moderate, un uso eccessivo o prolungato può portare a effetti collaterali come ipertensione, ipokaliemia (bassi livelli di potassio) e ritenzione di liquidi.
   - Gli individui con determinate condizioni mediche, come ipertensione, malattie cardiache, malattie renali o diabete, dovrebbero prestare attenzione quando consumano la radice di liquirizia e potrebbero dover evitarla del tutto.
   - Le persone incinte o che allattano dovrebbero consultare un operatore sanitario prima di utilizzare la radice di liquirizia.

In sintesi, la radice di liquirizia è un rimedio naturale con proprietà emollienti, espettoranti, antinfiammatorie e di supporto immunitario che possono aiutare ad alleviare tosse e mal di gola. Incorporare la radice di liquirizia nella dieta o utilizzare rimedi a base di radice di liquirizia può fornire sollievo dai sintomi della tosse e sostenere la salute respiratoria. Tuttavia, è essenziale utilizzare la radice di liquirizia in modo sicuro e consultare un operatore sanitario in caso di dubbi o domande sul suo utilizzo per alleviare la tosse.

Capitolo 6

Considerazioni sullo stile di vita e sulla dieta

Oltre all'uso di rimedi e integratori, alcuni cambiamenti nello stile di vita e nella dieta possono aiutare a gestire e alleviare la tosse secca. Ecco alcune considerazioni:

1. **Idratazione** :
   - Bere molti liquidi, come acqua, tisane e brodi, per rimanere idratati. Questo aiuta a mantenere umide le vie respiratorie e può lenire l'irritazione della gola.

2. **Evita sostanze irritanti** :
   - Evitare l'esposizione al fumo, agli agenti inquinanti e ad altre sostanze irritanti ambientali che possono peggiorare i sintomi della tosse.
   - Utilizzare un umidificatore per aggiungere umidità all'aria, soprattutto in ambienti interni asciutti, che può aiutare ad alleviare la tosse e lenire le vie respiratorie irritate.

3. **Riposa e dormi** :
   - Riposarsi adeguatamente e dare priorità al sonno per sostenere il sistema immunitario del corpo e promuovere la guarigione.

4. **Dieta nutriente** :
   - Segui una dieta equilibrata ricca di frutta, verdura, proteine magre e cereali integrali per sostenere la salute generale e la funzione immunitaria.
   - Includere alimenti con proprietà antinfiammatorie, come zenzero, aglio, curcuma e acidi grassi omega-3, che possono aiutare a ridurre l'infiammazione delle vie respiratorie.

5. **Evita i cibi trigger** :
   - Limitare o evitare cibi che potrebbero esacerbare i sintomi della tosse, come cibi piccanti, cibi e bevande acide, latticini e cibi trasformati o zuccherati.

6. **Esercizio delicato** :
   - Impegnarsi in esercizi delicati, come camminare, yoga o tai chi, per promuovere la circolazione e la salute respiratoria.
   - Evitare esercizi fisici faticosi o attività che potrebbero esacerbare la tosse o i sintomi respiratori.

7. **Gestione dello stress** :
   - Pratica tecniche di riduzione dello stress, come esercizi di respirazione profonda, meditazione o

consapevolezza, per aiutare a gestire i livelli di stress.

- Lo stress cronico può indebolire il sistema immunitario ed esacerbare i sintomi della tosse, quindi è importante trovare modi sani per affrontare lo stress.

8. **Buona igiene orale** :

- Mantenere una buona igiene orale spazzolando e usando regolarmente il filo interdentale e utilizzando un collutorio senza alcol.
- La salute orale può avere un impatto sulla salute respiratoria, quindi prendersi cura di denti e gengive può aiutare a ridurre il rischio di infezioni orali che potrebbero contribuire alla tosse.

9. **Evita alcol e caffeina** :

- Limitare o evitare alcol e caffeina, poiché possono contribuire alla disidratazione e irritare la gola, peggiorando i sintomi della tosse.

10. **Rivolgersi a un medico** :

- Se i sintomi della tosse persistono per più di qualche settimana, sono gravi o sono accompagnati da altri sintomi preoccupanti come febbre, difficoltà di respirazione o dolore toracico, consultare immediatamente un medico per una diagnosi e un trattamento adeguati.

Incorporando queste considerazioni sullo stile di vita e sulla dieta nella tua routine quotidiana, puoi aiutare a gestire i sintomi della tosse secca e sostenere la salute respiratoria. Tuttavia, se i sintomi della tosse persistono o peggiorano nonostante queste misure, è importante consultare un operatore sanitario per un'ulteriore valutazione e gestione.

Evitare gli irritanti

Evitare le sostanze irritanti è fondamentale per gestire la tosse secca e mantenere la salute respiratoria. Ecco alcuni suggerimenti chiave per ridurre al minimo l'esposizione alle sostanze irritanti:

1. **Smettere di fumare** :
    - Se fumi, smettere è uno dei passi più importanti che puoi compiere per proteggere il tuo sistema respiratorio. Il fumo irrita le vie respiratorie, provocando tosse e altri sintomi respiratori.

2. **Evita il fumo passivo** :
    - Limitare l'esposizione al fumo passivo, che contiene molte delle stesse sostanze chimiche

nocive del fumo di sigaretta e può irritare le vie respiratorie.

3. **Ridurre l'inquinamento dell'aria interna** :

   - Mantenere l'aria interna pulita utilizzando purificatori o filtri dell'aria per rimuovere sostanze inquinanti, polvere e allergeni.
   - Ventilare regolarmente la casa aprendo finestre e porte per consentire all'aria fresca di circolare.

4. **Ridurre al minimo l'esposizione agli inquinanti ambientali** :
   - Evitare di trascorrere del tempo in aree con elevati livelli di inquinamento atmosferico, come vicino a strade trafficate o siti industriali.
   - Controlla i rapporti sulla qualità dell'aria ed evita le attività all'aperto nei giorni in cui i livelli di inquinamento atmosferico sono elevati.

5. **Utilizzare dispositivi di protezione** :
   - Se lavori in ambienti con potenziali irritanti per le vie respiratorie, come polvere, sostanze chimiche o fumi, utilizza dispositivi di protezione adeguati come maschere o respiratori.

6. **Riduci l'esposizione agli allergeni** :
   - Identificare e ridurre al minimo l'esposizione agli allergeni che possono scatenare la tosse, come pollini, acari della polvere, peli di animali domestici e muffe.
   - Utilizzare coperture a prova di allergeni su cuscini e materassi e pulire regolarmente biancheria da letto e tappeti per ridurre l'accumulo di allergeni.

7. **Evita odori e profumi forti** :
   - Odori e profumi forti possono irritare le vie respiratorie e provocare la tosse nei soggetti sensibili. Evita di usare o stare in prossimità di prodotti dall'odore forte quando possibile.

8. **Proteggersi dagli agenti irritanti interni** :
   - Utilizzare prodotti per la pulizia non tossici ed evitare l'uso di spray aerosol o prodotti chimici aggressivi che possono rilasciare fumi irritanti.
   - Mantenere i livelli di umidità interna tra il 30 e il 50% per prevenire la crescita di muffe e ridurre l'irritazione respiratoria.

9. **Proteggersi dagli agenti irritanti esterni** :
   - Indossa una maschera o una sciarpa sopra la bocca e il naso nelle giornate fredde o ventose per riscaldare e umidificare l'aria prima di inspirarla.

- Evita le attività all'aperto durante i periodi con livelli elevati di pollini o inquinamento, soprattutto se sei soggetto a irritazioni respiratorie.

10. **Resta informato** :
- Tieniti informato sulle potenziali sostanze irritanti nel tuo ambiente e adotta misure proattive per ridurre al minimo l'esposizione.
- Monitorare i rapporti sulla qualità dell'aria, i conteggi dei pollini e altre informazioni rilevanti per prendere decisioni informate sulle attività all'aperto e sui rischi di esposizione.

Evitando gli irritanti respiratori e riducendo al minimo l'esposizione a potenziali fattori scatenanti, puoi contribuire a ridurre la frequenza e la gravità degli episodi di tosse secca e sostenere la salute respiratoria generale. Se hai dubbi o domande specifiche su come evitare sostanze irritanti, consulta un operatore sanitario per consigli e indicazioni personalizzate.

Modifiche dietetiche per la gestione della tosse secca

Apportare modifiche alla dieta può svolgere un ruolo significativo nella gestione della tosse secca e nel sostegno della salute respiratoria. Ecco alcuni consigli dietetici da considerare:

1. **Rimani idratato** :
   - Bere molti liquidi, come acqua, tisane e brodi chiari, per mantenere umide le vie respiratorie e favorire la fluidificazione delle secrezioni mucose, facilitandone l'espulsione attraverso la tosse.

2. **Consumare cibi antinfiammatori** :
   - Includere alimenti ricchi di nutrienti anti-infiammatori, come frutta, verdura, cereali integrali, noci, semi e pesci grassi come salmone e sgombro.
   - Incorpora regolarmente nei tuoi pasti alimenti con proprietà antinfiammatorie, come zenzero, curcuma, aglio, cipolle e verdure a foglia verde.

3. **Includere alimenti ricchi di vitamina C** :
   - La vitamina C è nota per le sue proprietà immunostimolanti e antiossidanti, che possono aiutare a sostenere la salute respiratoria e ridurre la gravità dei sintomi della tosse.
   - Includi nella tua dieta cibi ricchi di vitamina C, come agrumi (arance, limoni, pompelmi), kiwi, fragole, peperoni e broccoli.

4. **Aumentare l'assunzione di liquidi** :
   - Consumare liquidi caldi come tisane, acqua tiepida con limone e miele e brodi chiari, che possono aiutare a lenire la gola e dare sollievo dalla tosse.

5. **Evita i cibi trigger** :
   - Limitare o evitare cibi e bevande che potrebbero esacerbare i sintomi della tosse o scatenare il reflusso acido, come cibi piccanti, cibi e bevande acide (agrumi, pomodori, caffè, bevande gassate), latticini e cibi trasformati o zuccherati.

6. **Incorpora miele e limone** :
   - Il miele ha proprietà antibatteriche e lenitive naturali che possono aiutare ad alleviare l'irritazione della gola e a sopprimere la tosse. Mescola il miele in acqua tiepida o tisane per un ulteriore sollievo.
   - Il limone è ricco di vitamina C e può aiutare a fluidificare le secrezioni di muco, facilitandone l'espulsione. Spremi il succo di limone fresco in acqua tiepida o tisane per ulteriori benefici.

7. **Scegli cibi caldi e rilassanti** :
   - Optare per cibi caldi e calmanti come zuppe, stufati, fiocchi d'avena e cereali cotti, che possono aiutare a dare conforto e sollievo dalla tosse.

- Evita cibi e bevande troppo caldi o troppo freddi, poiché le temperature estreme possono irritare la gola e scatenare la tosse.

8. **Consumo moderato di alcol e caffeina** :
   - Limitare il consumo di alcol e caffeina, poiché possono contribuire alla disidratazione e irritare la gola, peggiorando i sintomi della tosse.

9. **Mantenere una dieta equilibrata** :
   - Segui una dieta equilibrata che includa una varietà di alimenti ricchi di nutrienti per sostenere la salute generale e la funzione immunitaria.
   - Include proteine magre, grassi sani e carboidrati complessi per fornire nutrienti ed energia essenziali per un benessere ottimale.

10. **Ascolta il tuo corpo** :
    - Presta attenzione a come il tuo corpo risponde ai diversi cibi e bevande e apporta le modifiche di conseguenza.
    - Se determinati cibi o bevande peggiorano i sintomi della tosse o causano disagio, valuta la possibilità di eliminarli o ridurli dalla dieta.

Apportando modifiche dietetiche e scegliendo alimenti che supportano la salute respiratoria, puoi aiutare a gestire i sintomi della tosse secca e promuovere il benessere generale. Tuttavia, se i sintomi della tosse persistono o peggiorano nonostante i cambiamenti nella dieta, è essenziale consultare un operatore sanitario per un'ulteriore valutazione e gestione.

Una corretta igiene del sonno per gestire la tosse secca

Buone pratiche di igiene del sonno possono contribuire a migliorare la salute generale e aiutare a gestire i sintomi della tosse secca. Ecco alcuni suggerimenti per favorire un sonno ristoratore e ridurre la tosse notturna:

1. **Stabilisci un programma di sonno coerente** :
   - Vai a letto e svegliati alla stessa ora ogni giorno, anche nei fine settimana, per regolare l'orologio interno del tuo corpo e favorire una migliore qualità del sonno.

2. **Crea una routine rilassante per andare a dormire** :
   - Sviluppa una routine calmante prima del sonno per segnalare al tuo corpo che è ora di rilassarsi. Ciò potrebbe includere attività come leggere, fare un bagno caldo, praticare tecniche di

rilassamento come la respirazione profonda o la meditazione o ascoltare musica rilassante.

3. **Crea un ambiente di sonno confortevole** :
   - Assicurati che la tua camera da letto favorisca il sonno, mantenendola fresca, buia e silenziosa. Se necessario, usa tende oscuranti, tappi per le orecchie o apparecchi per il rumore bianco per bloccare i disturbi esterni.
   - Investi in un materasso comodo e in cuscini che forniscano un sostegno adeguato al tuo corpo.

4. **Evita gli stimolanti prima di andare a letto** :
   - Evita di consumare caffeina e nicotina nelle ore che precedono l'ora di andare a dormire, poiché possono interferire con la tua capacità di addormentarti e di mantenere il sonno.
   - Limitare l'assunzione di alcol, poiché può interrompere il sonno e peggiorare i sintomi della tosse.

5. **Limita il tempo trascorso davanti allo schermo prima di andare a letto** :
   - Ridurre l'esposizione a dispositivi elettronici come smartphone, tablet, computer e televisori nell'ora prima di andare a dormire. La luce blu emessa da questi dispositivi può interferire con la

produzione di melatonina, l'ormone che regola il sonno.

- Prendi in considerazione l'utilizzo di filtri per la luce blu o le impostazioni della "modalità notturna" sui dispositivi elettronici per ridurre l'esposizione alla luce blu la sera.

6. **Affronta allergeni e sostanze irritanti** :
   - Mantieni la tua camera da letto pulita e priva di polvere, peli di animali domestici e altri allergeni che possono scatenare la tosse e disturbare il sonno.
   - Utilizzare biancheria da letto e federe ipoallergeniche per ridurre al minimo l'esposizione agli allergeni.

7. **Alza la testa** :
   - Se la tosse peggiora quando sei sdraiato, prova ad alzare la testata del letto o a usare cuscini extra per sostenerti. Questo può aiutare a ridurre il gocciolamento postnasale e l'irritazione della gola.

8. **Rimani idratato** :
   - Bevi molti liquidi durante il giorno per rimanere idratato, ma cerca di limitarne l'assunzione nelle ore che precedono il momento di andare a dormire per ridurre la probabilità di dover urinare durante la notte.

9. **Usa rimedi per la tosse prima di andare a letto** :

- Assumi eventuali farmaci o rimedi per la tosse prescritti o da banco prima di andare a dormire come indicato dal tuo medico.

- Utilizzare pastiglie per la gola, sciroppi per la tosse o altri sedativi della tosse per ridurre la tosse e l'irritazione della gola durante la notte.

10. **Consultare un operatore sanitario** :

- Se la tosse notturna persiste nonostante l'implementazione di pratiche di igiene del sonno e l'utilizzo di rimedi per la tosse, consultare un operatore sanitario per ulteriori valutazioni e opzioni di trattamento.

Incorporando queste pratiche di igiene del sonno nella tua routine notturna, puoi creare un ambiente favorevole per un sonno ristoratore e contribuire a ridurre al minimo gli episodi di tosse durante la notte. Se la tosse continua a disturbare il sonno o peggiora nel tempo, assicurati di chiedere consiglio a un operatore sanitario per una gestione e un trattamento adeguati.

Capitolo 7

Opzioni di trattamento medico professionale per la tosse secca

Se i rimedi casalinghi e le modifiche dello stile di vita non forniscono un sollievo sufficiente dalla tosse secca, o se la tosse è persistente o accompagnata da altri sintomi preoccupanti, potrebbe essere necessario ricorrere a cure mediche. Ecco alcune opzioni di trattamento medico professionale per la gestione della tosse secca:

1. **Valutazione medica** :
    - Consultare un operatore sanitario, come un medico di base o uno pneumologo, per una valutazione completa dei sintomi della tosse.
    - Il tuo medico esaminerà la tua storia medica, eseguirà un esame fisico e potrebbe ordinare test diagnostici, come radiografie del torace, test di funzionalità polmonare o esami del sangue, per determinare la causa alla base della tosse.

2. **Farmaci soggetti a prescrizione** :
    - A seconda della causa alla base della tosse, il medico può prescrivere farmaci per alleviare i sintomi e trattare la condizione di base.

- Ad esempio, possono essere prescritti antibiotici per le infezioni batteriche, corticosteroidi possono essere utilizzati per ridurre l'infiammazione delle vie aeree e antistaminici o spray nasali a base di corticosteroidi possono essere raccomandati per le allergie o il gocciolamento postnasale.

3. **Sedativi della tosse** :
- Possono essere prescritti sedativi della tosse, come codeina o destrometorfano, per contribuire a ridurre la frequenza e l'intensità degli episodi di tosse, soprattutto se la tosse interferisce con il sonno o le attività quotidiane.
- Questi farmaci devono essere usati con cautela e sotto la guida di un operatore sanitario, poiché possono avere effetti collaterali e potrebbero non essere adatti a tutti.

4. **Broncodilatatori** :
- I broncodilatatori, come l'albuterolo o l'ipratropio, possono essere prescritti per aiutare ad aprire le vie aeree e migliorare la respirazione nei soggetti con asma o malattia polmonare ostruttiva cronica (BPCO) che soffrono di tosse e respiro sibilante.

5. **Trattamento delle condizioni sottostanti** :
   - Se la tosse secca è causata da una condizione medica di base, come asma, allergie, malattia da reflusso gastroesofageo (GERD) o bronchite cronica, il trattamento si concentrerà sulla gestione e sulla risoluzione della condizione di base.
   - Ciò può comportare modifiche dello stile di vita, aggiustamenti dei farmaci o altri interventi adattati alla condizione specifica che contribuisce alla tosse.

6. **Invio a specialisti** :
   - In alcuni casi, il tuo medico di base può indirizzarti a uno specialista, come un pneumologo, un allergologo, un gastroenterologo o un otorinolaringoiatra, per un'ulteriore valutazione e gestione della tosse.
   - Gli specialisti possono fornire competenze nella diagnosi e nel trattamento di condizioni respiratorie, allergiche, gastrointestinali o legate alla gola che potrebbero contribuire alla tosse.

7. **Terapia respiratoria** :
   - I terapisti della respirazione possono fornire trattamenti e tecniche specializzati per aiutare a gestire i sintomi della tosse e migliorare la funzione respiratoria.

- Ciò può includere programmi di riabilitazione polmonare, esercizi di respirazione, fisioterapia toracica o l'uso di dispositivi per la pulizia delle vie aeree per aiutare a eliminare il muco dai polmoni.

8. **Terapia di supporto** :
   - Oltre ai trattamenti medici, possono essere raccomandate misure terapeutiche di supporto per aiutare ad alleviare i sintomi e promuovere il comfort.
   - Ciò può includere rimanere idratati, utilizzare umidificatori o inalazioni di vapore per idratare le vie respiratorie ed evitare l'esposizione a sostanze irritanti o fattori scatenanti delle vie respiratorie.

È importante lavorare a stretto contatto con il tuo medico per sviluppare un piano di trattamento personalizzato su misura per le tue esigenze specifiche e le tue condizioni di base. Assicurati di seguire le raccomandazioni del tuo medico e di partecipare agli appuntamenti di follow-up come indicato per monitorare i tuoi progressi e apportare le modifiche necessarie al tuo piano di trattamento. Se si verificano sintomi preoccupanti o in peggioramento, contattare immediatamente il proprio medico per un'ulteriore valutazione e gestione.

I farmaci su prescrizione possono essere raccomandati da un operatore sanitario per trattare le condizioni sottostanti che contribuiscono alla tosse secca o per alleviare i sintomi della tosse. Ecco alcuni tipi comuni di farmaci da prescrizione utilizzati per la gestione della tosse secca:

1. **Antibiotici** :
   - Se la tosse secca è causata da un'infezione batterica, come polmonite o bronchite, possono essere prescritti antibiotici per colpire l'infezione sottostante e ridurre la tosse.

2. **Corticosteroidi** :
   - I corticosteroidi, come il prednisone o il fluticasone, possono essere prescritti per ridurre l'infiammazione delle vie aeree e dei polmoni, in particolare in condizioni come l'asma o la broncopneumopatia cronica ostruttiva (BPCO) associate a infiammazione delle vie aeree e tosse.

3. **Antistaminici** :
   - Gli antistaminici, come la cetirizina o la loratadina, possono essere prescritti per trattare le allergie che contribuiscono ai sintomi della tosse riducendo le reazioni allergiche e l'infiammazione delle vie respiratorie.

4. **Spray corticosteroidi nasali** :
   - Gli spray nasali a base di corticosteroidi, come il fluticasone o il mometasone, possono essere prescritti per ridurre la congestione nasale e il gocciolamento retronasale, che possono scatenare la tosse in soggetti con rinite o sinusite allergica.

5. **Broncodilatatori** :
   - I broncodilatatori, come l'albuterolo o il tiotropio, possono essere prescritti per aprire le vie aeree e migliorare la respirazione in soggetti con asma, BPCO o altre condizioni respiratorie associate a tosse e costrizione delle vie aeree.

6. **Inibitori della pompa protonica (PPI)** :
   - Gli inibitori della pompa protonica, come omeprazolo o pantoprazolo, possono essere prescritti per trattare la malattia da reflusso gastroesofageo (GERD) e ridurre la produzione di acido nello stomaco, che può aiutare ad alleviare la tosse causata dal reflusso acido.

7. **ACE inibitori** :
   - Gli ACE inibitori, come lisinopril o enalapril, sono comunemente usati per trattare l'ipertensione e l'insufficienza cardiaca, ma a volte possono causare una tosse secca persistente come effetto

collaterale. In questi casi potrebbe essere necessario passare a un farmaco alternativo.

8. **Soppressori della tosse oppioidi** :
   - I sedativi della tosse a base di oppioidi, come la codeina o l'idrocodone, possono essere prescritti per la tosse grave o persistente che non è adeguatamente controllata con altri farmaci. Questi farmaci agiscono sul cervello per ridurre la voglia di tossire.
9. **Immunosoppressori** :
   - In alcune condizioni autoimmuni o malattie polmonari croniche, possono essere prescritti farmaci immunosoppressori come l'azatioprina o il metotrexato per ridurre l'infiammazione e sopprimere la risposta immunitaria, contribuendo così ad alleviare i sintomi della tosse.

10. **Mucolitici** :
    - I farmaci mucolitici, come l'acetilcisteina o la guaifenesina, possono essere prescritti per aiutare a fluidificare e sciogliere il muco nelle vie aeree, facilitandone l'espulsione attraverso la tosse, in particolare nei soggetti con bronchite cronica o fibrosi cistica.

È importante seguire attentamente le istruzioni del proprio medico quando si assumono farmaci su prescrizione e segnalare tempestivamente eventuali effetti collaterali o preoccupazioni. Assicurati di informare il tuo medico su tutti i farmaci, integratori e farmaci da banco che stai attualmente assumendo per evitare potenziali interazioni o complicazioni. Usa sempre i farmaci prescritti come indicato e partecipa agli appuntamenti di follow-up come raccomandato per monitorare i tuoi progressi e adattare il piano di trattamento secondo necessità.

Immunoterapia per la gestione della tosse secca

L'immunoterapia, nota anche come iniezioni allergiche, è un'opzione di trattamento utilizzata principalmente per soggetti con condizioni allergiche che contribuiscono alla tosse cronica, come la rinite allergica (raffreddore da fieno) o l'asma. Ecco come funziona l'immunoterapia e i suoi potenziali benefici per la gestione della tosse secca:

1. **Mirare alla sensibilità agli allergeni** :
   - L'immunoterapia agisce desensibilizzando gradualmente il sistema immunitario verso allergeni specifici che scatenano reazioni allergiche.

- Le iniezioni allergiche contengono piccole quantità di allergeni ai quali l'individuo è allergico. Questi allergeni vengono somministrati in dosi crescenti nel tempo per aiutare il sistema immunitario a sviluppare la tolleranza.

2. **Riduzione delle risposte allergiche** :
   - Esponendo il sistema immunitario a quantità gradualmente crescenti di allergeni, l'immunoterapia aiuta a ridurre la risposta immunitaria esagerata del corpo a questi allergeni.
   - Ciò può portare a una diminuzione dei sintomi allergici, tra cui congestione nasale, starnuti, respiro sibilante e tosse.

3. **Miglioramento dei sintomi respiratori** :
   - Per i soggetti con asma allergica o rinite allergica, l'immunoterapia può aiutare a ridurre l'infiammazione delle vie aeree e migliorare i sintomi respiratori, compresa la tosse.
   - Prendendo di mira i fattori scatenanti allergici sottostanti, l'immunoterapia può portare a una riduzione della frequenza e della gravità della tosse nel tempo.

4. **Benefici a lungo termine** :

 - L'immunoterapia è un approccio terapeutico a lungo termine che in genere richiede iniezioni regolari per diversi anni per ottenere la massima efficacia.

 - Gli studi hanno dimostrato che l'immunoterapia può fornire un sollievo duraturo dai sintomi allergici, anche dopo la sospensione del trattamento.

5. **Piani di trattamento personalizzati** :

 - I piani di trattamento immunoterapico sono personalizzati in base agli allergeni specifici e all'anamnesi medica dell'individuo.

 - Il trattamento inizia generalmente con una fase di accumulo, durante la quale vengono somministrate iniezioni a dosi crescenti nell'arco di diversi mesi, seguita da una fase di mantenimento, durante la quale le iniezioni vengono somministrate a intervalli regolari per mantenere la tolleranza.

6. **Trattamento supervisionato** :

 - Le iniezioni di immunoterapia vengono somministrate sotto la supervisione di un operatore sanitario, solitamente in ambito clinico.

 - I pazienti vengono monitorati attentamente per eventuali reazioni avverse e, se necessario, possono essere apportate modifiche al piano di trattamento.

7. **Efficacia per le condizioni allergiche** :
    - L'immunoterapia è più efficace per gli individui con condizioni allergiche causate da allergeni ambientali, come pollini, acari della polvere, peli di animali domestici o muffe.
    - Potrebbe essere meno efficace per le cause non allergiche di tosse, come infezioni respiratorie o esposizione a sostanze irritanti.

8. **Consultazione con un allergologo** :
    - Se sospetti che le allergie possano contribuire alla tua tosse cronica, consulta un allergologo o un immunologo per una valutazione completa e una discussione sulle opzioni di trattamento.
    - Il tuo medico può determinare se l'immunoterapia è appropriata per la tua condizione specifica e sviluppare un piano di trattamento personalizzato su misura per le tue esigenze.

L'immunoterapia può essere un'opzione terapeutica efficace per i soggetti con condizioni allergiche che contribuiscono alla tosse cronica. Prendendo di mira i fattori scatenanti allergici sottostanti, l'immunoterapia può aiutare a ridurre la frequenza e la gravità della tosse nel tempo, portando a un miglioramento della salute respiratoria e della qualità generale della vita.

Invio a uno specialista per la gestione della tosse secca

Quando si gestisce la tosse secca, può essere necessario rivolgersi a uno specialista per ulteriori valutazioni, diagnosi e opzioni di trattamento specializzato. Ecco come l'invio a uno specialista può apportare benefici alle persone con sintomi di tosse persistenti o complessi:

1. **Pneumologo (specialista in ambito respiratorio)** :
    - Uno pneumologo è un medico specializzato nella diagnosi e nel trattamento di condizioni e malattie respiratorie, compresi i disturbi della tosse.
    - Un rinvio a uno pneumologo può essere appropriato per soggetti con tosse cronica o inspiegabile che non ha risposto ai trattamenti iniziali o è associata a condizioni respiratorie come asma, broncopneumopatia cronica ostruttiva (BPCO), malattia polmonare interstiziale o bronchiectasie.

2. **Allergologo/Immunologo** :

- Un allergologo o un immunologo è specializzato nella diagnosi e nel trattamento delle condizioni allergiche e dei disturbi del sistema immunitario.

- Un rinvio a un allergologo o un immunologo può essere raccomandato per le persone con sintomi di tosse che si sospetta siano correlati ad allergie, come rinite allergica (raffreddore da fieno), asma allergica o reazioni di ipersensibilità a fattori scatenanti ambientali.

3. **Gastroenterologo** :

- Un gastroenterologo è un medico specializzato nella diagnosi e nel trattamento dei disturbi dell'apparato digerente, tra cui la malattia da reflusso gastroesofageo (GERD) e la tosse correlata al reflusso gastrointestinale.

- Può essere giustificato un rinvio a un gastroenterologo per i soggetti con tosse cronica che si sospetta sia causata o esacerbata da GERD o altri disturbi esofagei.

4. **Otorinolaringoiatra (specialista di orecchio, naso e gola)** :

- L'otorinolaringoiatra è specializzato nella diagnosi e nel trattamento dei disturbi dell'orecchio, del naso, della gola e delle strutture correlate.

- Potrebbe essere necessario rivolgersi a un otorinolaringoiatra per i soggetti con tosse cronica che si sospetta sia correlata a condizioni della gola o della laringe, come il reflusso laringofaringeo (LPR), disfunzione delle corde vocali o irritazione cronica della gola.

5. **Specialista in malattie infettive** :
   - Uno specialista in malattie infettive è un medico specializzato nella diagnosi e nel trattamento di malattie infettive causate da batteri, virus, funghi o parassiti.
   - Un rinvio a uno specialista in malattie infettive può essere appropriato per i soggetti con sintomi di tosse che si sospetta siano causati da infezioni sottostanti, come polmonite, tubercolosi o infezioni polmonari fungine.

6. **Reumatologo** :
   - Un reumatologo è un medico specializzato nella diagnosi e nel trattamento di disturbi autoimmuni e infiammatori, comprese le malattie del tessuto connettivo che possono colpire i polmoni e causare sintomi di tosse.
   - Si può prendere in considerazione l'invio a un reumatologo per soggetti con sintomi di tosse che si

sospetta siano correlati a condizioni autoimmuni sottostanti, come l'artrite reumatoide, il lupus eritematoso sistemico o la sarcoidosi.

7. **Neurologo** :
   - In rari casi, i sintomi della tosse possono essere causati da condizioni neurologiche che colpiscono i nervi che controllano i riflessi della tosse.
   - Potrebbe essere necessario rivolgersi a un neurologo per i soggetti con tosse cronica che si sospetta sia correlata a disturbi neurologici, come ictus, morbo di Parkinson o sclerosi multipla.

8. **Approccio multidisciplinare** :
   - In alcuni casi, un approccio multidisciplinare che prevede la collaborazione tra diversi specialisti può essere utile per una valutazione e una gestione completa dei disturbi complessi della tosse.
   - Il tuo medico di base può coordinare i ricoveri e facilitare la comunicazione tra gli specialisti per garantire cure coordinate e ottimizzare i risultati del trattamento.

Inviando individui con sintomi di tosse persistenti o complessi a specialisti appropriati, gli operatori sanitari possono garantire che i pazienti ricevano una valutazione completa, una diagnosi accurata e piani di trattamento su misura per affrontare le cause alla base della loro tosse e migliorare la loro salute respiratoria generale e la qualità della vita.

Capitolo 8

Strategie di prevenzione per la gestione della tosse secca

Prevenire la tosse secca significa ridurre al minimo l'esposizione a sostanze irritanti, affrontare le condizioni di salute di base e adottare abitudini di vita sane. Ecco alcune strategie di prevenzione da considerare:

1. **Evitare sostanze irritanti per le vie respiratorie** :
   - Ridurre al minimo l'esposizione al fumo di tabacco, all'inquinamento atmosferico, alla polvere e ad altre sostanze irritanti ambientali che possono scatenare la tosse.
   - Utilizza purificatori o filtri dell'aria in casa per rimuovere allergeni e sostanze inquinanti dall'aria.

2. **Pratica una buona igiene** :
   - Lavarsi spesso le mani con acqua e sapone per ridurre la diffusione delle infezioni respiratorie.
   - Copri la bocca e il naso con un fazzoletto o con il gomito quando tossisci o starnutisci per prevenire la diffusione di germi.

3. **Gestire le condizioni di salute sottostanti** :

   - Segui le raccomandazioni del tuo medico per gestire le condizioni di salute di base che possono contribuire alla tosse, come asma, allergie, GERD o bronchite cronica.
   - Assumi i farmaci prescritti come indicato e partecipa a regolari appuntamenti di follow-up per monitorare le tue condizioni e adattare il trattamento secondo necessità.

4. **Rimani idratato** :
   - Bevi molti liquidi durante il giorno per mantenere umide le vie respiratorie e aiutare a fluidificare le secrezioni di muco, rendendole più facili da espellere attraverso la tosse.

5. **Pratica una buona igiene del sonno** :
   - Mantieni un programma di sonno regolare, crea una routine rilassante prima di andare a dormire e assicurati che l'ambiente in cui dormi sia confortevole e favorisca un sonno ristoratore.
   - Sollevare la testa durante il sonno se la tosse peggiora durante la notte, utilizzando cuscini extra o un letto regolabile.

6. **Gestisci lo stress** :
   - Pratica tecniche di riduzione dello stress come la respirazione profonda, la meditazione, lo yoga o il rilassamento muscolare progressivo per aiutare a ridurre i livelli di stress, che possono esacerbare la tosse.

7. **Rimani attivo ed esercitati regolarmente** :
   - Impegnarsi in un'attività fisica regolare per sostenere la salute respiratoria e la funzione immunitaria.
   - Scegli le attività che ti piacciono e che puoi incorporare nella tua routine quotidiana, come camminare, andare in bicicletta, nuotare o yoga.

8. **Mantenere una dieta sana** :
   - Segui una dieta equilibrata ricca di frutta, verdura, cereali integrali, proteine magre e grassi sani per sostenere la salute generale e la funzione immunitaria.
   - Limitare l'assunzione di alimenti trasformati, snack zuccherati e bevande ricche di caffeina o alcol, che possono esacerbare tosse e infiammazione.

9. **Smettere di fumare** :
   - Se fumi, smetti di fumare per ridurre il rischio di sviluppare condizioni respiratorie e complicazioni legate alla tosse.
   - Chiedi supporto agli operatori sanitari, ai programmi per smettere di fumare o ai gruppi di supporto per aiutarti a smettere con successo.

10. **Resta informato e chiedi consiglio al medico** :
    - Rimani informato sulla salute respiratoria, sulle cause comuni di tosse e sulle misure preventive che puoi adottare per proteggerti.
    - Consultare un operatore sanitario se si verificano sintomi di tosse persistenti o in peggioramento, soprattutto se accompagnati da altri sintomi preoccupanti come febbre, dolore toracico o difficoltà di respirazione.

Incorporando queste strategie di prevenzione nella tua routine quotidiana e nel tuo stile di vita, puoi contribuire a ridurre al minimo il rischio di sviluppare tosse secca e mantenere una salute respiratoria ottimale. Se hai preoccupazioni specifiche o condizioni di salute di base, consulta un operatore sanitario per consigli personalizzati e indicazioni sulle misure preventive.

Igiene delle mani per prevenire la tosse secca

Mantenere una buona igiene delle mani è essenziale per prevenire la diffusione di infezioni respiratorie che possono portare a tosse secca. Ecco alcune pratiche chiave da seguire:

1. **Tecnica del lavaggio delle mani** :
   - Lavarsi frequentemente le mani con acqua e sapone per almeno 20 secondi, soprattutto dopo aver tossito, starnutito, soffiato il naso o toccato superfici in luoghi pubblici.
   - Strofina vigorosamente le mani, coprendo tutte le superfici, compreso il dorso delle mani, tra le dita e sotto le unghie.
   - Sciacquare accuratamente le mani sotto l'acqua corrente e asciugarle con un asciugamano pulito o un asciugacapelli.

2. **Uso del disinfettante per le mani** :
   - Quando acqua e sapone non sono facilmente disponibili, utilizzare un disinfettante per le mani a base alcolica contenente almeno il 60% di alcol.
   - Applicare una quantità sufficiente di disinfettante sul palmo di una mano e strofinare le mani tra loro, coprendo tutte le superfici finché non sono asciutte.

- I disinfettanti per le mani sono efficaci nell'uccidere molti tipi di germi, ma potrebbero non essere efficaci quanto acqua e sapone contro alcuni virus, come il norovirus.

3. **Evita di toccarti il viso** :
   - Evita di toccarti gli occhi, il naso e la bocca con le mani non lavate, poiché questi sono punti di ingresso comuni in cui i germi entrano nel tuo corpo e causano infezioni respiratorie.
   - Incoraggiare i bambini a evitare di toccarsi il viso e la bocca per ridurre il rischio di contrarre malattie respiratorie.

4. **Igiene delle mani nei luoghi pubblici** :
   - Praticare l'igiene delle mani quando si utilizzano i trasporti pubblici, si fa shopping, si mangia fuori o si svolgono altre attività fuori casa.
   - Utilizzare salviette o gel igienizzanti per le mani prima e dopo aver toccato superfici come maniglie delle porte, corrimano, pulsanti dell'ascensore, carrelli della spesa e chioschi touchscreen.

5. **Lavarsi le mani prima di mangiare o maneggiare il cibo** :
   - Lavarsi accuratamente le mani con acqua e sapone prima di preparare o mangiare cibo, nonché dopo aver maneggiato carne cruda, pollame o uova.
   - Una corretta igiene delle mani può aiutare a prevenire la trasmissione di agenti patogeni di origine alimentare che possono causare infezioni gastrointestinali e altre malattie.

6. **Igiene delle mani sul lavoro e a scuola** :
   - Incoraggiare le pratiche di igiene delle mani sul posto di lavoro e negli ambienti educativi fornendo accesso a strutture per il lavaggio delle mani, disinfettanti per le mani e materiale didattico sulle corrette tecniche di lavaggio delle mani.
   - Incoraggiare dipendenti, studenti e visitatori a rimanere a casa se sono malati per prevenire la diffusione della malattia ad altri.

7. **Dare l'esempio** :
   - Dai l'esempio positivo praticando tu stesso buone abitudini di igiene delle mani e rafforzando l'importanza del lavaggio delle mani con la tua famiglia, i tuoi amici e i tuoi colleghi.
   - Rendi il lavaggio delle mani una parte integrante delle tue attività quotidiane e incoraggia gli altri a fare lo stesso.

Praticando una regolare igiene delle mani, puoi contribuire a ridurre il rischio di contrarre infezioni respiratorie e prevenire la diffusione di germi ad altri, contribuendo in definitiva a un ambiente più sano per tutti.

Vaccinazioni per prevenire la tosse secca e le infezioni respiratorie

Le vaccinazioni svolgono un ruolo cruciale nel prevenire la tosse secca e nel ridurre il rischio di infezioni respiratorie causate da virus e batteri. Ecco alcune vaccinazioni chiave raccomandate per prevenire le malattie respiratorie:

1. **Vaccino antinfluenzale** :
    - Il vaccino contro l'influenza stagionale aiuta a proteggere dal virus dell'influenza, che può causare sintomi come tosse, febbre, mal di gola e dolori muscolari.
    - La vaccinazione antinfluenzale annuale è raccomandata a tutti i soggetti di età pari o superiore a sei mesi, in particolare ai soggetti a maggior rischio di complicanze, inclusi bambini piccoli, anziani, donne incinte e soggetti con patologie preesistenti.

2. **Vaccino pneumococcico** :

- I vaccini pneumococcici proteggono dalle infezioni causate dal batterio Streptococcus pneumoniae, che può portare a polmonite, bronchite e altre malattie respiratorie.

- Sono raccomandati diversi vaccini anti-pneumococco per diversi gruppi di età e fattori di rischio. Gli adulti di età pari o superiore a 65 anni e gli individui con determinate condizioni mediche possono richiedere la vaccinazione pneumococcica.

3. **Vaccino COVID-19** :

- I vaccini COVID-19 sono progettati per proteggere dalla sindrome respiratoria acuta grave coronavirus 2 (SARS-CoV-2), che causa COVID-19.

- La vaccinazione contro COVID-19 è raccomandata a tutti coloro che hanno diritto alla vaccinazione, compresi adolescenti e adulti, per ridurre il rischio di infezione, malattia grave e trasmissione del virus.

4. **Vaccini Tdap e Td** :

- Il vaccino Tdap protegge contro tetano, difterite e pertosse (tosse convulsa), mentre il vaccino Td protegge contro tetano e difterite.

- La vaccinazione Tdap è raccomandata agli adolescenti e agli adulti per proteggersi dalla pertosse e prevenire la diffusione della pertosse tra le popolazioni vulnerabili, come i neonati che sono troppo piccoli per essere completamente vaccinati.

5. **Vaccino contro morbillo, parotite e rosolia (MMR)** :

- Il vaccino MMR protegge dai virus del morbillo, della parotite e della rosolia, che possono causare sintomi respiratori insieme ad altre complicazioni.
- La vaccinazione contro il morbillo, la parotite e la rosolia è consigliata ai bambini e agli adulti che non sono stati precedentemente vaccinati o che non sono immuni da queste malattie.

6. **Vaccino contro la varicella (varicella)** :

- Il vaccino contro la varicella protegge dal virus varicella-zoster, che causa la varicella, un'infezione virale contagiosa caratterizzata da febbre, eruzione cutanea e sintomi respiratori.
- La vaccinazione contro la varicella è consigliata ai bambini e agli adulti che non hanno contratto la malattia o non sono stati vaccinati contro la varicella.

7. **Altri vaccini** :

- A seconda dei fattori di rischio individuali, dei programmi di viaggio e dell'anamnesi medica, possono essere raccomandati altri vaccini per prevenire infezioni respiratorie e complicazioni correlate. Questi possono includere vaccini contro l'epatite A e B, la malattia meningococcica e l'Haemophilus influenzae di tipo b (Hib).

È essenziale rimanere aggiornati sulle vaccinazioni raccomandate secondo le linee guida nazionali e consultare gli operatori sanitari per determinare quali vaccini sono appropriati in base all'età, all'anamnesi, all'occupazione, ai programmi di viaggio e ad altri fattori. Le vaccinazioni non solo proteggono gli individui dalle infezioni respiratorie, ma aiutano anche a prevenire la diffusione di malattie infettive all'interno delle comunità, contribuendo alla salute e al benessere pubblico.

Evitare l'esposizione ad allergeni e sostanze irritanti per prevenire la tosse secca

Ridurre al minimo l'esposizione ad allergeni e sostanze irritanti è fondamentale per prevenire la tosse secca, soprattutto nei soggetti inclini ad allergie o sensibilità respiratorie. Ecco alcune strategie per evitare l'esposizione ad allergeni e sostanze irritanti comuni:

1. **Identificare gli allergeni** :
    - Collabora con un allergologo per identificare gli allergeni specifici che scatenano i sintomi della tosse. Gli allergeni comuni includono polline, acari della polvere, peli di animali domestici, spore di muffa e alcuni alimenti.

2. **Monitora il conteggio dei pollini** :
    - Tieniti informato sulla conta dei pollini nella tua zona, soprattutto durante le stagioni di punta delle allergie. Limitare le attività all'aperto nei giorni ad alto contenuto di pollini, in particolare al mattino quando i livelli di polline sono generalmente più alti.

3. **Mantieni l'aria interna pulita** :
    - Utilizza filtri HEPA (particolato ad alta efficienza) nei sistemi di riscaldamento e raffreddamento della tua casa per intrappolare gli allergeni presenti nell'aria come polline, polvere e peli di animali domestici.
    - Aspirare regolarmente moquette, tappeti e mobili imbottiti utilizzando un aspirapolvere dotato di filtro HEPA per rimuovere gli allergeni dalle superfici interne.

4. **Controllo degli acari della polvere** :
   - Rivestire materassi, cuscini e molle in coperture a prova di allergeni per evitare che gli acari della polvere si accumulino nella biancheria da letto.
   - Lavare settimanalmente la biancheria da letto, comprese lenzuola, federe e coperte, in acqua calda (130 ° F o superiore) per uccidere gli acari della polvere e rimuovere gli allergeni.

5. **Riduci gli allergeni degli animali domestici** :
   - Limitare l'esposizione agli allergeni degli animali domestici tenendo gli animali lontani dalle camere da letto e dai mobili imbottiti.
   - Lavare regolarmente gli animali domestici e pulirli all'aperto per ridurre peli e allergeni in casa.

6. **Prevenire la crescita della muffa** :
   - Mantenere i livelli di umidità interna tra il 30% e il 50% per inibire la crescita della muffa. Se necessario, usa un deumidificatore, soprattutto nelle zone umide come scantinati e bagni.
   - Riparare tempestivamente le perdite d'acqua e garantire un'adeguata ventilazione nei bagni, nelle cucine e nelle aree lavanderia per prevenire l'accumulo di umidità.

7. **Evita il fumo di tabacco** :
   - Evitare l'esposizione al fumo di tabacco, sia di prima mano che di seconda mano, poiché può esacerbare i sintomi della tosse e l'irritazione respiratoria.
   - Se fumi, smetti di fumare ed evita gli ambienti in cui è consentito fumare per proteggere la tua salute respiratoria.

8. **Ridurre al minimo l'esposizione a forti odori e sostanze chimiche** :
   - Evitare l'esposizione a odori forti, profumi, prodotti per la pulizia e prodotti chimici domestici che possono irritare le vie respiratorie e scatenare la tosse.
   - Utilizzare prodotti per la pulizia naturali o senza profumo e deodoranti per ambienti per ridurre al minimo l'esposizione a sostanze chimiche aggressive e composti organici volatili (COV).

9. **Indossare indumenti protettivi** :
   - Quando svolgi attività all'aperto che potrebbero esporti ad allergeni o sostanze irritanti, come il giardinaggio o i lavori in giardino, indossa una maschera o un respiratore per filtrare le particelle sospese nell'aria e proteggere le vie respiratorie.

10. **Monitorare la qualità dell'aria interna** :
- Controlla la presenza di inquinanti dell'aria interna nella tua casa, come radon, monossido di carbonio e composti organici volatili (COV) e adotta misure per mitigare qualsiasi fonte di inquinamento dell'aria interna.

Adottando misure proattive per evitare l'esposizione ad allergeni e sostanze irritanti, puoi aiutare a prevenire la tosse secca e ridurre al minimo i sintomi respiratori associati a reazioni allergiche e sensibilità ambientale. Se i sintomi persistono nonostante le misure di prevenzione o peggiorano nel tempo, consultare un operatore sanitario per un'ulteriore valutazione e gestione.

Capitolo 9

Quando rivolgersi al medico

Sapere quando rivolgersi al medico per una tosse secca è importante per garantire una diagnosi tempestiva e un trattamento appropriato. Ecco alcuni segni e sintomi che indicano che potrebbe essere il momento di consultare un operatore sanitario:

1. **Tosse persistente** : se la tosse persiste per più di tre settimane e non migliora con rimedi casalinghi o trattamenti da banco, è essenziale consultare un medico.

2. **Tosse grave** : se avverti attacchi di tosse grave o incontrollabile che interferiscono con la tua capacità di respirare, parlare o dormire, consulta immediatamente un medico, poiché ciò potrebbe indicare una condizione di base più grave.

3. **Tosse con sangue** : se tossisci sangue o noti sangue nell'espettorato (muco), è importante consultare immediatamente un medico, poiché ciò potrebbe essere un segno di un grave problema medico, come polmonite, bronchite, tubercolosi o cancro ai polmoni.

4. **Difficoltà di respirazione** : se avverti difficoltà di respirazione, mancanza di respiro, respiro sibilante o senso di costrizione toracica insieme alla tosse, consulta immediatamente un medico, poiché questi sintomi potrebbero indicare una condizione potenzialmente pericolosa per la vita, come esacerbazione dell'asma, embolia polmonare o insufficienza cardiaca.

5. **Febbre** : se si sviluppa febbre insieme alla tosse, soprattutto se è alta o persistente, potrebbe indicare un'infezione sottostante che richiede valutazione e trattamento medico.

6. **Altri sintomi** : se la tosse è accompagnata da altri sintomi preoccupanti, come dolore toracico, affaticamento, perdita di peso, sudorazione notturna o linfonodi ingrossati, è importante consultare un operatore sanitario per una valutazione approfondita per determinare la causa sottostante.

7. **Condizioni di salute preesistenti** : se soffri di condizioni di salute preesistenti, come asma, broncopneumopatia cronica ostruttiva (BPCO), malattia da reflusso gastroesofageo (GERD) o disturbi del sistema immunitario e la tua tosse

peggiora o non migliora risposta al trattamento, consultare il proprio medico per una gestione adeguata.

8. **Viaggio o esposizione recente** : se hai viaggiato di recente in aree con un'alta incidenza di infezioni respiratorie o sei stato in stretto contatto con persone che presentano sintomi respiratori e sviluppi tosse, è consigliabile cercare consiglio medico per escludere cause infettive.

9. **Sintomi persistenti** : se si verificano sintomi persistenti come affaticamento, debolezza, perdita di appetito o malessere insieme alla tosse, consultare un operatore sanitario per un'ulteriore valutazione, poiché questi sintomi potrebbero indicare un problema sistemico sottostante. malattia.

10. **Preoccupazione per COVID-19** : Se sviluppi sintomi compatibili con COVID-19, come tosse, febbre, respiro corto, perdita del gusto o dell'olfatto o dolori muscolari, sottoponiti al test per COVID-19 e seguire le linee guida di sanità pubblica per l'isolamento e l'assistenza medica.

Se non sei sicuro che i tuoi sintomi richiedano assistenza medica, è sempre meglio peccare per

eccesso di cautela e consultare un operatore sanitario per avere indicazioni. Una valutazione e un trattamento tempestivi possono aiutare a prevenire complicazioni e garantire il miglior risultato possibile per la salute respiratoria.
Se avverti sintomi persistenti o gravi associati a una tosse secca, è importante consultare immediatamente un medico. Ecco perché:

1. **Condizioni sottostanti** : sintomi persistenti o gravi possono indicare una condizione medica di base che richiede valutazione e trattamento da parte di un operatore sanitario. Condizioni come asma, bronchite cronica, polmonite o persino cancro ai polmoni possono presentarsi con tosse persistente o grave.

2. **Complicazioni** : ignorare sintomi persistenti o gravi può portare a complicazioni. Ad esempio, le infezioni respiratorie non trattate possono progredire in condizioni più gravi come polmonite, bronchite o insufficienza respiratoria. L'intervento precoce può prevenire complicazioni e migliorare i risultati.

3. **Qualità della vita** : una tosse persistente o grave può avere un impatto significativo sulla qualità della vita interrompendo il sonno,

compromettendo le attività quotidiane e causando disagio o angoscia. Rivolgersi al medico può aiutare ad alleviare i sintomi e migliorare il benessere generale.

4. **Rischio di trasmissione** : nei casi in cui la tosse è dovuta a una causa infettiva, come raffreddore, influenza o COVID-19, un pronto intervento medico può aiutare a ridurre il rischio di diffondere l'infezione ad altri . Prendere le precauzioni appropriate e ricevere un trattamento tempestivo può aiutare a limitare la trasmissione all'interno della propria famiglia e della comunità.

5. **Valutazione diagnostica** : un operatore sanitario può condurre una valutazione approfondita per determinare la causa alla base dei sintomi. Ciò può comportare un esame fisico, una revisione dell'anamnesi, test diagnostici (come radiografie del torace o test di funzionalità polmonare) e altre valutazioni per identificare la condizione di base che contribuisce alla tosse.

6. **Opzioni di trattamento** : Una volta identificata la causa alla base della tosse, possono essere raccomandate opzioni di trattamento appropriate. Ciò può includere farmaci, modifiche dello stile di vita, esercizi di respirazione o altri

interventi su misura per le tue esigenze e condizioni specifiche.

7. **Monitoraggio e follow-up** : rivolgersi al medico consente il monitoraggio continuo dei sintomi e della risposta al trattamento. Il tuo medico può modificare il tuo piano di trattamento secondo necessità e fornire cure di follow-up per garantire che i sintomi siano gestiti efficacemente nel tempo.

Ricorda che i sintomi persistenti o gravi non dovrebbero essere ignorati, poiché potrebbero indicare un problema di salute di fondo che richiede attenzione. Cercando tempestivamente assistenza medica, puoi ricevere le cure adeguate e il supporto necessario per affrontare i tuoi sintomi e migliorare la tua salute respiratoria.

La tosse secca in sé non è generalmente considerata una condizione medica grave, ma può essere un sintomo di un problema di salute di base. Sebbene la tosse secca non possa causare direttamente complicazioni, le condizioni che portano a una tosse persistente o grave possono causare varie complicazioni. Ecco alcune potenziali complicazioni associate alle cause sottostanti della tosse secca:

1. **Infezioni respiratorie** : se la tosse secca è causata da un'infezione respiratoria come bronchite, polmonite o influenza, le complicazioni possono includere:
   - Gravi sintomi respiratori come difficoltà di respirazione o mancanza di respiro.
   - Polmonite, soprattutto nelle popolazioni vulnerabili come i bambini piccoli, gli anziani o gli individui con un sistema immunitario indebolito.
   - Sindrome da distress respiratorio acuto (ARDS), una condizione pericolosa per la vita caratterizzata da grave infiammazione polmonare e accumulo di liquidi nelle sacche aeree.

2. **Asma** : gli individui con asma possono manifestare complicazioni come:
   - Esacerbazioni o attacchi di asma caratterizzati da tosse grave, respiro sibilante, costrizione toracica e difficoltà di respirazione.
   - Insufficienza respiratoria, in particolare durante gravi attacchi di asma, che può essere pericolosa per la vita senza un pronto intervento medico.

3. **Malattia polmonare ostruttiva cronica (BPCO)** : le complicanze associate alla BPCO e alla bronchite cronica possono includere:

- Esacerbazioni della BPCO, caratterizzate da peggioramento della tosse, aumento della produzione di espettorato e mancanza di respiro.
- Infezioni respiratorie, che possono portare a ulteriori danni ai polmoni ed esacerbare i sintomi della BPCO.
- Ipertensione polmonare, una condizione caratterizzata da elevata pressione sanguigna nelle arterie dei polmoni, che può affaticare il cuore e compromettere la funzionalità polmonare.

4. **Malattia da reflusso gastroesofageo (GERD)** : la tosse cronica dovuta a GERD può provocare complicazioni come:
- Infiammazione o irritazione esofagea, che può portare a complicazioni come esofagite, stenosi esofagea o esofago di Barrett.
- Complicanze respiratorie come la polmonite da aspirazione, in cui il contenuto dello stomaco viene inalato nei polmoni, causando infezioni o infiammazioni polmonari.

5. **Cancro ai polmoni** : una tosse secca persistente può essere un sintomo di cancro ai polmoni e le complicazioni possono includere:
- Cancro polmonare in stadio avanzato con metastasi (diffusione) ad altri organi, che porta a complicazioni sistemiche e tassi di sopravvivenza ridotti.

- Complicazioni legate al trattamento del cancro, come chemioterapia, radioterapia o intervento chirurgico, inclusi effetti collaterali come infezioni, affaticamento o problemi respiratori.

6. **Impatto psicosociale** : la tosse cronica può avere un impatto psicosociale significativo, portando a complicazioni come:
   - Disturbi del sonno, inclusa l'insonnia o la sonnolenza diurna, che possono compromettere la funzione cognitiva, l'umore e la qualità generale della vita.
   - Isolamento sociale o ritiro dovuto a imbarazzo o disagio associato alla tosse persistente in ambienti pubblici.

È importante affrontare tempestivamente le cause alla base della tosse secca per prevenire complicazioni e migliorare la salute respiratoria. Se si verifica una tosse persistente o grave, consultare un operatore sanitario per la valutazione, la diagnosi e il trattamento appropriato. L'intervento precoce può aiutare a mitigare le complicanze e migliorare i risultati.

La tosse secca può essere un sintomo di varie condizioni di salute di base che colpiscono il sistema respiratorio, il tratto gastrointestinale o il sistema immunitario. Ecco alcune condizioni di salute di base comuni associate alla tosse secca:

1. **Infezioni respiratorie** :
   - **Raffreddore** : le infezioni virali come il comune raffreddore possono causare irritazione del tratto respiratorio superiore, portando a tosse secca.
   - **Influenza (Influenza)** : i virus dell'influenza possono causare sintomi respiratori tra cui tosse, febbre, mal di gola e dolori muscolari.
   - **Bronchite** : La bronchite acuta, spesso causata da infezioni virali, è caratterizzata da un'infiammazione dei bronchi e può portare a una tosse secca persistente.
   - **Polmonite** : la polmonite batterica o virale può causare infiammazione e accumulo di liquidi nei polmoni, con conseguente tosse, febbre e difficoltà respiratorie.

2. **Asma** :
   - **Asma allergico** : negli individui con asma allergico, l'esposizione ad allergeni come pollini, acari della polvere o peli di animali domestici può innescare l'infiammazione delle vie aeree e il broncospasmo, portando a tosse e respiro sibilante.

- **Asma non allergico** : i fattori scatenanti dell'asma non allergico possono includere infezioni respiratorie, esercizio fisico, aria fredda o sostanze irritanti come fumo o inquinamento.

3. **Malattia polmonare cronica ostruttiva (BPCO)** :
    - **Bronchite cronica** : la BPCO, in particolare la bronchite cronica, è caratterizzata da un'infiammazione persistente dei bronchi, da un'eccessiva produzione di muco e da una tosse cronica e produttiva.
    - **Enfisema** : L'enfisema è caratterizzato da danni alle sacche d'aria nei polmoni, che portano alla limitazione del flusso aereo e sintomi respiratori come tosse e mancanza di respiro.

4. **Malattia da reflusso gastroesofageo (GERD)** :
    - La GERD si verifica quando l'acido dello stomaco ritorna nell'esofago, causando irritazione e infiammazione del rivestimento esofageo. La tosse cronica dovuta a GERD spesso peggiora dopo aver mangiato o quando si è sdraiati e può essere associata a bruciore di stomaco o rigurgito.

5. **Gocciolamento postnasale** :
   - Il gocciolamento postnasale si verifica quando il muco in eccesso dai passaggi nasali gocciola lungo la parte posteriore della gola, provocando irritazione e tosse. Può essere causato da allergie, infezioni sinusali o irritanti ambientali.

6. **Malattie polmonari interstiziali** :
   - Condizioni come la fibrosi polmonare idiopatica (IPF), la sarcoidosi o le malattie del tessuto connettivo possono causare infiammazioni e cicatrici del tessuto polmonare, portando a tosse e difficoltà di respirazione.

7. **Effetti collaterali dei farmaci** :
   - Alcuni farmaci, come gli inibitori dell'enzima di conversione dell'angiotensina (ACE), usati per trattare l'ipertensione, possono causare una tosse secca persistente come effetto collaterale.

8. **Cancro ai polmoni** :
   - Il cancro del polmone, in particolare il cancro del polmone non a piccole cellule, può causare sintomi come tosse persistente, dolore toracico, mancanza di respiro e tosse con sangue.

9. **Rinite allergica (febbre da fieno):**
   - La rinite allergica può causare congestione nasale, gocciolamento retronasale e irritazione della gola, con conseguente tosse, soprattutto di notte o al risveglio.

10. **Disturbi da immunodeficienza :**
    - Condizioni che indeboliscono il sistema immunitario, come l'HIV/AIDS o le sindromi da immunodeficienza, possono aumentare il rischio di infezioni respiratorie e tosse cronica.

Se si verifica una tosse secca persistente o grave, è importante consultare un operatore sanitario per la valutazione e la gestione appropriata. Identificare e trattare la condizione di salute di base è essenziale per alleviare i sintomi e migliorare la salute respiratoria.

Conclusione

In conclusione, la tosse secca è un sintomo comune che può essere causato da varie condizioni di salute di base che colpiscono il sistema respiratorio, il tratto gastrointestinale o il sistema immunitario. Mentre la tosse secca occasionale è spesso benigna e si risolve da sola, la tosse persistente o grave può indicare un problema medico di base che richiede valutazione e trattamento.

Comprendere le potenziali cause della tosse secca, comprese le infezioni respiratorie, l'asma, la BPCO, la GERD e altre, è essenziale per una gestione efficace e la prevenzione delle complicanze. La tempestiva identificazione e trattamento delle condizioni di salute sottostanti può aiutare ad alleviare i sintomi, migliorare la salute respiratoria e prevenire le complicanze.

Oltre agli interventi medici, modifiche dello stile di vita come evitare allergeni e sostanze irritanti, praticare una buona igiene delle mani, rimanere idratati e mantenere un'adeguata igiene del sonno possono aiutare a ridurre la frequenza e la gravità degli episodi di tosse secca.

Se avverti una tosse secca persistente o grave, o se la tosse è accompagnata da altri sintomi preoccupanti come difficoltà di respirazione, tosse con sangue o febbre, è importante consultare un medico per una valutazione approfondita e una gestione adeguata.

Comprendendo le potenziali cause e i fattori di rischio associati alla tosse secca, gli individui possono adottare misure proattive per proteggere la propria salute respiratoria, migliorare la qualità della vita e ridurre il rischio di complicanze associate alle condizioni di salute di base. Con un intervento tempestivo e una gestione adeguata, molti casi di tosse secca possono essere trattati efficacemente, con conseguente sollievo dei sintomi e miglioramento del benessere generale.

Ecco un riepilogo dei punti chiave riguardanti la tosse secca e la sua gestione:

1. **Definizione e caratteristiche** :
   - La tosse secca è un tipo di tosse che non produce catarro o muco ed è spesso caratterizzata da solletico o irritazione alla gola.

2. **Cause della tosse secca** :

   - Le cause più comuni includono infezioni respiratorie, asma, allergie, GERD, BPCO, farmaci e irritanti ambientali.

3. **Sintomi comuni** :

   - I sintomi possono includere tosse persistente, irritazione della gola, raucedine, fastidio al torace e difficoltà di respirazione.

4. **Importanza del trattamento** :

   - Trattare la tosse secca è importante per alleviare i sintomi, prevenire complicazioni e migliorare la qualità della vita.

5. **Impatto sulla qualità della vita** :

   - La tosse secca può avere un impatto significativo sulle attività quotidiane, sulla qualità del sonno e sul benessere generale se non trattata.

6. **Complicanze della tosse secca non trattata** :

   - Le complicanze possono includere infezioni respiratorie, esacerbazione di condizioni sottostanti ed effetti psicosociali.

7. **Rimedi casalinghi** :
 - Idratazione, tisane, miele e limone, inalazioni di vapore, gargarismi con acqua salata, pastiglie per la gola, umidificatori, esercizi di respirazione e modifiche della dieta possono aiutare ad alleviare la tosse secca.

8. **Farmaci da banco** :
 - Antitosse, espettoranti, decongestionanti, analgesici e FANS possono fornire sollievo per alcuni tipi di tosse secca.

9. **Integratori naturali ed erbe** :
 - Echinacea, zenzero, radice di altea, olmo e radice di liquirizia sono tra gli integratori e le erbe naturali che possono aiutare ad alleviare i sintomi della tosse.

10. **Considerazioni sullo stile di vita e sulla dieta** :
 - Evitare le sostanze irritanti, mantenere una corretta igiene del sonno e adottare una dieta sana può contribuire a gestire la tosse secca.

11. **Opzioni di trattamento medico professionale** :
 - Possono essere raccomandati farmaci su prescrizione, immunoterapia, rinvio a specialisti e

vaccinazioni per la gestione delle condizioni di base associate alla tosse secca.

12. **Igiene delle mani** :
   - Praticare una buona igiene delle mani può aiutare a prevenire la diffusione di infezioni respiratorie e ridurre il rischio di trasmissione della tosse.

13. **Quando rivolgersi al medico** :
   - Rivolgersi al medico in caso di tosse persistente o grave, tosse con sangue, difficoltà di respirazione, febbre o altri sintomi preoccupanti.

14. **Riepilogo delle condizioni di salute sottostanti** :
   - Infezioni respiratorie, asma, BPCO, GERD, gocciolamento postnasale, malattie polmonari interstiziali, effetti collaterali dei farmaci, cancro ai polmoni, rinite allergica e disturbi da immunodeficienza sono cause comuni di tosse secca.

15. **Conclusione** :
   - Comprendere le cause e le strategie di gestione della tosse secca è essenziale per un trattamento efficace, il sollievo dei sintomi e la prevenzione delle complicanze.

Affrontando le cause sottostanti, adottando strategie di gestione adeguate e richiedendo assistenza medica quando necessario, le persone possono gestire efficacemente la tosse secca e migliorare la salute respiratoria e la qualità della vita.

Cercare un trattamento adeguato per la tosse secca è essenziale per la salute e il benessere generale. Ecco qualche incoraggiamento a compiere questo importante passo:

1. **Sollievo dal disagio** : richiedendo un trattamento, puoi alleviare il disagio e l'irritazione causati dalla tosse secca. Che si tratti di un solletico persistente in gola o di frequenti attacchi di tosse che interrompono la tua vita quotidiana, un trattamento adeguato può offrire sollievo e migliorare il tuo comfort.

2. **Prevenzione delle complicazioni** : Affrontare la causa alla base della tosse secca può aiutare a prevenire potenziali complicazioni. Le infezioni respiratorie non trattate, le riacutizzazioni dell'asma o altre condizioni sottostanti possono portare a problemi di salute più gravi se non trattate. Cercare tempestivamente un trattamento

adeguato può aiutare a prevenire l'insorgere di queste complicazioni.

3. **Miglioramento della qualità della vita** : la tosse cronica può incidere negativamente sulla qualità della vita, influenzando la capacità di dormire, lavorare, socializzare e godersi le attività quotidiane. Cercando un trattamento, puoi riprendere il controllo sui sintomi e migliorare la qualità generale della vita.

4. **Cure personalizzate** : gli operatori sanitari possono fornire cure personalizzate su misura per le vostre esigenze specifiche e la vostra storia medica. Possono valutare i sintomi, eseguire i test o le valutazioni necessarie e consigliare un piano di trattamento che affronti la causa principale della tosse secca, garantendo il risultato più efficace.

5. **Empowerment attraverso la Conoscenza** : Rivolgersi al medico consente di acquisire una migliore comprensione della propria condizione e dei fattori che contribuiscono alla tosse secca. Con la conoscenza arriva l'empowerment: sarai meglio attrezzato per gestire i tuoi sintomi, prendere decisioni informate sulla tua salute e adottare misure proattive per prevenire futuri episodi.

6. **Supporto e guida** : non devi affrontare la tosse secca da solo. Gli operatori sanitari sono lì per offrire supporto, guida e rassicurazione durante tutto il percorso terapeutico. Se hai bisogno di consigli su modifiche dello stile di vita, assistenza nella gestione dei farmaci o supporto emotivo, sono qui per aiutarti.

7. **Investimento nella salute a lungo termine** : Prendere l'iniziativa per cercare un trattamento adeguato per la tosse secca è un investimento nella tua salute a lungo termine. Affrontando i problemi di salute di fondo e gestendo i sintomi in modo efficace, puoi salvaguardare la tua salute respiratoria e godere di una qualità di vita più elevata negli anni a venire.

Ricorda, vale la pena dare priorità alla tua salute e al tuo benessere. Non esitare a contattare un operatore sanitario per chiedere aiuto con la tua tosse secca. Cercando un trattamento adeguato, stai facendo un passo importante verso un futuro più sano e felice.

www.ingramcontent.com/pod-product-compliance
Lightning Source LLC
Chambersburg PA
CBHW050257230526
45471CB00005B/1927